Rettungsdienst 2021:
Konzepte, Personal und Gewaltschutz

Tagungsband der Österreichischen Gesellschaft für Ethik und Recht in der Notfall- und Katastrophenmedizin (ÖGERN) des 8. Symposiums vom 6. November 2020, welches aufgrund von COVID online abgehalten wurde.

Redaktion: Dr. Michael Halmich LL.M.
(Vorsitzender der ÖGERN)

2021

öGERN

Zitiervorschlag: *ÖGERN* (Hrsg.), Rettungsdienst 2021 (2021), S. ...

Alle Rechte, insbesondere das Recht der Vervielfältigung und Verarbeitung sowie der Übersetzung, vorbehalten. Kein Teil des Werkes darf in irgendeiner Form (durch Fotografie, Kopie, Mikrofilm oder ein anderes Verfahren) ohne schriftliche Genehmigung von ÖGERN reproduziert oder unter Verwendung elektronischer Systeme gespeichert, verarbeitet, vervielfältigt oder verbreitet werden.

Sämtliche Angaben im Buch erfolgen trotz sorgfältiger Bearbeitung ohne Gewähr; eine Haftung durch ÖGERN oder Educa-Verlag ist ausgeschlossen.

Zur besseren Lesbarkeit wird im weiteren Textverlauf – sofern nicht vermeidbar – die männliche Sprachform gewählt. Es sind jedoch stets alle Geschlechter gemeint.

ISBN: 978-3-903218-21-5

© 2021 ÖGERN / Educa-Verlag, Wien
Telefon: +43 (0)1 411 57 62
E-Mail: vorstand@oegern.at
Web: www.oegern.at

Layout und Graphik: Dipl.-Ing. Clemens Ullrich, Wien
Projektabwicklung: Dr. Michael Halmich LL.M. via Educa-Verlag, Wien
Druck: Prime Rate Kft., Budapest

Vorwort

Das 8. ÖGERN-Symposium 2020 war trotz der Routine, die wir mittlerweile bei der Abhaltung des Symposiums gesammelt hatten, eine Premiere. Wir tagten nämlich nicht, wie vorgesehen, an der Sigmund Freud Privatuniversität in Wien, sondern versammelten uns online. Aufgrund der Ausbreitung von COVID war eine Präsenzveranstaltung nicht gestattet.

Inhaltlich war uns diesmal wieder eine Themenvielfalt wichtig. Die Rechtslage zum Rettungs- und Notarztwesen erfuhr rund um 2020 eine dynamische Anpassung. Selbst bei der Bearbeitung des Tagungsbandes waren noch Aktualisierungen aufgrund von kurzfristigen Gesetzesänderungen nötig.

Neben verfassungsrechtlichen Aspekten bei der Neuordnung des Rettungsdienstes standen neue Konzepte der präklinischen Patientenversorgung ebenso zur Diskussion wie integrierte Sanitäter-Ausbildungen an medizinischen Universitäten in Graz und Wien. Beim Update zum Personal wurden einerseits die Entwicklungen in der notärztlichen Ausbildung vorgestellt, andererseits die Änderungen im Sanitätergesetz aufgrund von COVID präsentiert sowie erörtert, wie und durch wen eine präklinische Patientenversorgung in der Pandemie zu erfolgen hat. Im letzten Block wurde das vielschichtige Thema „Gewalt im Rettungsdienst" beleuchtet. Neben der fachlichen Aufbereitung des Themas wurde auch die neue Anzeigepflicht für Sanitäter und Notärzte sowie ihr strafrechtlicher Schutz vorgestellt.

Wir danken unseren Unterstützern, namentlich der Stadt Wien (Abteilung Kultur), dem Verlag Educa und der Sigmund Freud Privatuniversität Wien.

Mit ÖGERN verfolgen wir das Ziel, aktuelle rechtliche und ethische Themen aus der notfall- und katastrophenmedizinischen Praxis transparent zu machen, wissenschaftlich fundiert zu diskutieren und dabei stets berufs- und verbandspolitisch neutral zu agieren. Unser Tätigkeitsfeld umfasst neben einem jährlichen Symposium und Publikationen auch Stellungnahmen zu geplanten Gesetzesänderungen. Aktuelle Informationen finden Sie auf www.oegern.at.

Im November 2021 möchten wir zum neunten Mal tagen. Bis dahin möge dieser Band nützliche Dienste leisten.

Wien, im Jänner 2021

Für das Team der ÖGERN,
Michael Halmich

öGERN

Inhaltsübersicht

Vielen Dank für die Unterstützung!

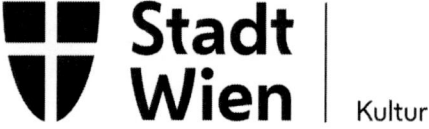

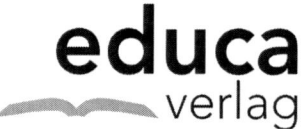

Abkürzungsverzeichnis

ABGB	Allgemeines bürgerliches Gesetzbuch
Abs.	Absatz
ACN	Acute Community Nurse
Art.	Artikel
ÄrzteG	Ärztegesetz
AUVA	Allgemeine Unfallversicherungsanstalt
BGBl.	Bundesgesetzblatt
BVRD	Bundesverband Rettungsdienst
d.h.	das heißt
DGKP	Diplomierte Gesundheits- und Krankenpfleger*in
EKG	Elektrokardiogramm
f./ff.	folgende / die folgenden
GP	Gesetzgebungsperiode
GuKG	Gesundheits- und Krankenpflegegesetz
Hrsg.	Herausgeber
JMG	Journal für Medizin- und Gesundheitsrecht
LBGl.	Landesgesetzblatt
NFS	Notfallsanitäter*in
NIBP	Nichtinvasive Blutdruckmessung
NKA	Notfallkompetenz Arzneimittellehre
NKI	Notfallkompetenz Beatmung und Intubation
HF	Herzfrequenz
OGH	Oberster Gerichtshof
OPG	Österreichische Palliativgesellschaft
ÖRK	Österreichisches Rotes Kreuz
NKV	Notfallkompetenz Venenzugang und Infusion
SanG	Sanitätergesetz
ÖZPR	Österreichische Zeitschrift für Pflegerecht
RdM	Recht der Medizin
RR	Riva-Rocci (Blutdruck)
RS	Rettungssanitäter*in
RTW	Rettungstransportwagen
StGB	Strafgesetzbuch
u.a.	unter anderem
vgl.	vergleiche
WHO	World Health Organisation
Z.	Ziffer
z.B.	zum Beispiel

öGERN

Verfassungsrechtlicher Rahmen bei der Neuordnung des Rettungsdienstes

1. Einleitung
2. Teilung von Zuständigkeit und Verantwortung
3. Örtliches Rettungswesen: Rolle der Gemeinden?
4. Schlussbemerkung

Univ.-Prof. Dr. Bernd-Christian Funk
ist Jurist, Universitätsprofessor für Öffentliches Recht sowie Dekan und Studiengangsleiter der Fakultät für Rechtswissenschaften der Sigmund Freud Privatuniversität Wien.

Mail: bernd-christian.funk@jus.sfu.ac.at
Web: www.sfu.ac.at

öGERN

1. Einleitung

Zur Erlassung von Gesetzen über Rettungsdienste sind nach der Bundesverfassung die Länder zuständig. Dies geht aus Art. 10 Abs. 1 Z. 12 Bundes-Verfassungsgesetz (B-VG) hervor: Danach fallen u.a. der Gemeindesanitätsdienst und das Rettungswesen in die Zuständigkeit der Länder zur Gesetzgebung und Vollziehung. Die Vollziehung des (örtlichen) Hilfs- und Rettungswesens ist den Gemeinden im eigenen Wirkungsbereich zugewiesen, wenn die Besorgung dieser Angelegenheiten im ausschließlichen oder überwiegenden Interesse der in der Gemeinde verkörperten örtlichen Gemeinschaft gelegen und geeignet sind, durch die Gemeinschaft innerhalb ihrer örtlichen Grenzen besorgt zu werden (Art. 118 Abs. 2 und Abs. 3 Z. 7 B-VG).

2. Teilung von Zuständigkeit und Verantwortung

Daraus folgt eine Teilung der Zuständigkeiten und damit der Verantwortung zwischen den Ländern und Gemeinden. Den Ländern obliegt es, das Rettungswesen gesetzlich zu regeln und die Vollziehung hinsichtlich der überörtlichen Angelegenheiten zu besorgen; die Gemeinden sind für die Vollziehung des örtlichen Rettungswesens zuständig.

Die Gesetze der Länder über das Rettungswesen folgten traditionell der verfassungsrechtlich vorgezeichneten Unterscheidung zwischen gemeindlichen (örtlichen) und überörtlichen Belangen des Rettungswesens. Das Tiroler Rettungsdienstgesetz 2009 (T-RDG) folgt einem anderen Modell. Das Gesetz regelt den öffentlichen Rettungsdienst in Tirol. Dieser umfasst die Notfallsrettung und den qualifizierten Krankentransport (§ 1 Abs. 1).

Die Notfallsrettung umfasst nach § 2 Abs. 1 T-RDG:

» Die medizinische Erstversorgung von Verletzten, Kranken und sonst Hilfsbedürftigen, bei denen Lebensgefahr oder die Gefahr schwerer gesundheitlicher Schäden besteht, wenn sie nicht unverzüglich die erforderliche medizinische Versorgung erhalten (Notfallpatienten),

» die Herstellung ihrer Transportfähigkeit und

» ihren Transport unter fachgerechter medizinischer Betreuung mit dafür besonders ausgestatteten Rettungsfahrzeugen oder Hubschraubern in einer für die weitere medizinische Versorgung geeignete Behandlungseinrichtung.

Der qualifizierte Krankentransport umfasst nach § 2 Abs. 2 T-RDG den auf Grund ärztlicher Beurteilung notwendigen Transport von Verletzten, Kranken oder sonst Hilfsbedürftigen, die keine Notfallspatienten sind, unter Begleitung von Ärzten und/oder Sanitätern, mit Rettungsfahrzeugen oder Hubschrauben; davon ausgenommen ist der Transport von fachärztlich begleiteten Intensivpatienten.

Das Gesetz weist die Verantwortung für die Erfüllung der Aufgaben des öffentlichen Rettungsdienstes dem Land zu. Es hat den Einsatz der Rettungseinrichtungen zu koordinieren und die Erfüllung der Aufgaben durch Förderungsmaßnahmen und Abschluss von Verträgen sicherzustellen (§§ 3 und 4 T-RDG). Dabei gilt als Rettungseinrichtung eine Rettungsorganisation, eine andere geeignete Einrichtung oder ein Unternehmen, die (das) im Rahmen dieses Gesetzes mit der Durchführung von Aufgaben des öffentlichen Rettungsdienstes betraut wird (§ 2 Abs. 3 T-RDG).

Das Gesetz fokussiert auf die Verantwortung des Landes. Von den Gemeinden ist lediglich im Zusammenhang mit den Finanzierungsregelungen die Rede: Jede Gemeinde hat zur Finanzierung der bodengebundenen Notfallsrettung Beiträge an das Land zu entrichten, die jeweils durch Bescheid der Landesregierung vorgeschrieben werden (§ 11 T-RDG).

3. Örtliches Rettungswesen: Rolle der Gemeinden?

Anders als die Rettungsgesetze anderer Länder enthält das T-RDG keine Funktionsbestimmungen betreffend das örtliche Rettungswesen und dessen Positionierung im eigenen Wirkungsbereich der Gemeinden.

Als Beispiel seien die Bestimmungen des Oö. Rettungsgesetzes 1988 über die Aufgaben der Gemeinden im Rahmen des örtlichen Hilfs- und Rettungswesens genannt. Demnach hat jede Gemeinde die für ihr Gemeindegebiet erforderlichen Leistungen des allgemeinen örtlichen Hilfs- und Rettungsdienstes nach Maßgabe der vorhandenen Mittel sicherzustellen und für die Belange des besonderen örtlichen Hilfs- und Rettungsdienstes nach Maßgabe der vorhandenen Mittel im jeweils zumutbaren Ausmaß vorzusorgen (§ 2 Abs. 1).

Eine klare Verteilung der Aufgaben, der Kompetenzen und der Verantwortung trifft das Niederösterreichische Rettungsdienstgesetz 2017 (NÖ-RDG). Das Gesetz unterscheidet zwischen regionalem Rettungs- und Krankentransportdienst (§ 3) und überregionalem Rettungsdienst (§ 4). Ersteren hat seit 1.1.2021 der NÖ Krankenanstaltensprengel für alle Gemeinden des

Landes Niederösterreich durch Abschluss eines Vertrages mit anerkannten Rettungsorganisationen sicher zu stellen (§ 3 Abs. 1 NÖ-RDG).

Das Beispiel Tirol gibt Anlass zur Fragen nach der Verfassungsmäßigkeit einer Entwicklung, die im Ergebnis dazu führt, dass das örtliche Hilfs- und Rettungswesen aus gesetzlichen Regelwerken „verschwindet" und im Kontext diverser – überwiegend überörtlicher – Organisationen aufgeht.

Wie jede garantierte Gemeindeaufgabe handelt es um garantierte, aber auch obligatorisch zugewiesene Angelegenheiten, mit anderen Worten: um Rechte aber auch um Verpflichtungen und damit um Belastungen der Gemeinden. Dem entsprechend ambivalent ist deren Interessenlage an diesen Aufgaben. Die Tiroler Lösung läuft einerseits auf ein Reglementierungsdefizit, andererseits aber auch auf eine mögliche Entlastung der Gemeinden hinaus.

4. Schlussbemerkung

Die Lösung kann im Ergebnis die Grundlagen zu einem Zugewinn an Effizienz des Systems führen – wenn auch um den Preis verfassungsrechtlicher Mängel. Dieses Zusammentreffen schafft eine typische Konstellation der Erforderlichkeit umfassender und vertiefter Analysen der damit zusammenhängenden juristischen Fragen. Bei einer etwaigen Neuordnung des Rettungswesens auf Landesebene ist darauf gründlich einzugehen.

Quellen / Literatur:
» Bundes-Verfassungsgesetz, i.d.F. BGBl. I Nr. 2/2021
» Gesetz vom 1. Juli 2009, mit dem der öffentliche Rettungsdienst in Tirol geregelt wird, i.d.F. LGBl. Nr. 138/2019
» Gesetz vom 4. März 1988 über das Hilfs- und Rettungswesen im Land Oberösterreich, i.d.F. LGBl. Nr. 95/2017
» NÖ Rettungsdienstgesetz 2017, i.d.F. LGBl. Nr. 64/2020

Bernd-Christian Funk

über Verfassungsrecht und Rettungsdienst

öGERN

Acute Community Nursing: Erste Erfahrungen in der Modellregion Bruck an der Leitha (NÖ)

1. Acute Community Nurse
2. Ausgangssituation
3. Überblick Pilotprojekt in NÖ
4. Nicht-Ziele
5. Personal und Ausbildung
6. Fahrzeug und Ausstattung
7. Vorbereitende Maßnahmen
8. Dokumentation, Qualitätsmanagement und Evaluierung

Dr. Christian Fohringer
ist Facharzt für Anästhesiologie und Intensivmedizin sowie Notarzt und hat die medizinische Leitung bei Notruf Niederösterreich sowie beim Projekt „Acute Community Nurse" inne.

Mail: christian.fohringer@notrufnoe.at
Web: https://notrufnoe.at

1. Acute Community Nurse

Bei einer Acute Community Nurse (ACN) handelt es sich um eine speziell weitergebildete diplomierte Gesundheits- und Krankenpflegeperson, die gleichzeitig auch Notfallsanitäter ist. Aufgrund der derzeitigen gesetzlichen Rahmenbedingung ist eine Versorgungstätigkeit im geplanten Umfang nur möglich, wenn die Befugnisse sowohl aus dem Gesundheits- und Krankenpflegegesetz (GuKG) als auch aus dem Sanitätergesetz (SanG) ausgeschöpft werden.

2. Ausgangssituation

Der Rettungsdienst ist häufig der einzige permanent erreichbare, mobile und rasch aufsuchend tätige Gesundheitsdienstleister, in seiner Rolle als „Türöffner im österreichischen Gesundheitswesen". Dabei ist aber die primäre Strategie des Rettungsdienstes die notfallmedizinische Versorgung und der (rasche) Transport von Patienten mit akuten Notfällen ins Krankenhaus. Oftmals fungiert der Rettungsdienst aber auch als „mobiles Auffangnetz" und trägt so zur weiteren Ressourcenüberlastung der Krankenhäuser bei.

Nationale und internationale Beispiele zeigen, dass aber ein hoher Anteil der Einsätze nicht primär Notfalleinsätze sind. Oftmals benötigen diese Betroffenen nur einfachste Formen der sozialen, pflegerischen oder medizinischen Betreuung.

Diese Erkenntnis leitete international einen Paradigmenwechsel im Rettungsdienst ein, vom reinen Transportdienst hin zu einem mobilen Gesundheitsdienstleister, der auch durch Betreuung und Belassung vor Ort hilft und beraten kann.

Sanitäter mit erweiterten Kompetenzen oder auch Pflegepersonal im Rettungsdienst sind in Europa keine Seltenheit. Sie gehören z.B. in Portugal, Spanien, Frankreich, Italien, Finnland, Schweden, Norwegen und den Niederlanden zum Alltag. Die jeweiligen rettungsdienstlichen Schwerpunktsetzungen und zum Einsatz gebrachten Kompetenzen differieren aber real beträchtlich.

Es kann davon ausgegangen werden, dass auch in Niederösterreich ein beträchtlicher Anteil an Rettungseinsätzen nicht primär eine Hospitalisierung erfordert, sondern schon im Vorfeld durch die Arbeit der ACN vor Ort beantwortet werden kann.

Auslöser für ähnliche Modelle in anderen Ländern sind demografische Komponenten („Überalterung"), der Mangel an Pflegepersonen, Mediziner oder anderen Fachkräften im Gesundheitswesen sowie die Überlastung des Rettungsdienstes mit aus notfallmedizinischer Sicht wenig bedrohlichen Einsätzen: Fieber, Rückenschmerzen, Bagatellverletzungen, Verbandwechsel, Wechseln von Sonden oder (Blasen-)kathetern etc. Diese Anfragen finden insbesondere nachts und an Wochenenden statt, wo die durch Personalmangel bedingte Ausdünnung von Versorgungsstrukturen verstärkt auftritt.

Die übliche Reaktionsweise war bisher der Transport ins Krankenhaus mit zum Teil nicht notwendigen stationären Aufenthalten oder eine ambulante Behandlung vor Ort mit zeitnahem Rücktransport des Patienten nach Hause. Diese Reaktionsform überlastet Krankenhäuser und reduziert die Vorhaltung von Einsatzmitteln des Rettungsdienstes in der betroffenen Region. Insbesondere im ländlichen Raum kann der Rettungswagen mitunter 2–3 Stunden im Einsatz gebunden sein (inklusive der Wartezeit im Krankenhaus). Das Einsatzgebiet ist dann ohne unmittelbarer Abdeckung, weil z.b. ein Patient zum Katheterwechsel gebracht wird.

3. Überblick Pilotprojekt in Niederösterreich

Die Notruf Niederösterreich GmbH entwickelte und betreibt das Pilotprojekt ACN im Auftrag des Landes Niederösterreich. Die Region um Bruck an der Leitha ist als Pilotregion ausgewählt worden. Es handelt sich um eine Region mit geringer Einwohnerdichte. Zudem gibt es im Umkreis von ca. 20km kein Krankenhaus und ist der Rettungsdienststützpunkt mit keinem Notarzt ausgestattet.

Der Einsatz der ACN erfolgt wie bei anderen Rettungseinsätzen durch Alarmierung über 144 oder 1450. Die ACN fährt mit speziell ausgerüstetem Einsatzfahrzeug von ihrem Stützpunkt an den Einsatzort und versorgt Menschen je nach Erfordernis im Rahmen eines Notfalleinsatzes (nach dem SanG) oder als Community- Nursing-Einsatz (nach dem GuKG).

Die zentralen Aufgaben der ACN betreffen Einsätze bei Personen mit diagnostizierten und („aus")therapierten chronischen Grunderkrankungen. Dabei wird die ACN beispielsweise bei akuten Problemen mit Sonden und ableitenden Systemen (Magensonden, Harnkatheter etc.) im häuslichen Umfeld tätig. Sie versorgt Menschen in diesen Akutsituationen zu Hause (im Rahmen des GuKG), wodurch oftmals ein für ältere, pflegebedürftige Menschen beschwerlicher und nicht unmittelbar erforderlicher Krankentransport vermieden werden kann.

Bei komplexen Bedarfslagen gewährleistet die ACN das Nahtstellenmanagement durch Vernetzung mit anderen Berufsgruppen, niedergelassenen Ärzten, ambulanten Diensten, sozialen Diensten und anderen Dienstleistern in der Region. Auch die Unterstützung von Personen in häuslicher Palliativbetreuung und Menschen in der letzten Lebensphase zählt zu den Aufgaben.

Ein weiterer Fokus ist der Einsatz bei rettungsdienstlichen Ereignissen, wobei hier auch bisher niederschwellig alarmierte Notarzteinsätze übernommen werden sollten. Durch die Möglichkeit, bestimmte freigegebene Medikamente gemäß den Arzneimittellisten anhand eines klaren Algorithmus selbständig verabreichen zu dürfen, können z.b. Patienten mit Blutzuckerentgleisung, einer hypertensiven Krise oder einem Krampfanfall (z.b. bekannter Epileptiker) auch ohne notärztliche Intervention behandelt werden.

4. Nicht-Ziele

Keinesfalls soll der Einsatz der ACN in die funktionierende Regelversorgung bestehender Gesundheitsdienstanbieter und -einrichtungen eingreifen.

Weiters ist keine Integration in den operativen Arbeitsprozess der ambulanten Dienste geplant. So sollen ausdrücklich keine wiederkehrende Routinetätigkeiten über längere Zeiträume am selben Patienten durchgeführt werden. Es besteht keinerlei Interesse an einem gewerblichen Einsatz, somit ist auch jede finanzielle Konkurrenzsituation mit anderen Anbietern von Gesundheitsdienstleistungen ausgeschlossen.

Alle an diesem Projekt beteiligte Einrichtungen und Personen bekennen sich ausdrücklich zum Notarztsystem. Die Domäne des Notarztes wird weiterhin die Diagnostik, die differenzierte Therapie und das Management von komplexen Notfallsituationen bleiben. Auch Maßnahmen wie die Narkoseeinleitung und die darauffolgende Atemwegssicherung oder die Durchführung invasiver Eingriffe, wie etwa die Minithorakotomie, werden ausschließlich dem Notarzt vorbehalten bleiben.

5. Personal und Ausbildung

Nach einer Ausschreibung und einem mehrstufigen Auswahlverfahren sind aktuell sieben Mitarbeiter für dieses Projekt angestellt. Als Grundvoraussetzung war ein Diplom im gehobenen Dienst der Gesundheits- und Krankenpflege gefordert; weiters die Qualifikation zum Notfallsanitäter. Zusätzlich wurde in beiden Tätigkeitsbereichen eine bestimmte Erfahrung vorausgesetzt.

Die interne Ausbildung umfasst mehrere Wochen theoretische und praktische Zusatzausbildung. Kernbereiche der Ausbildung sind etwa die formale Qualifikation bestimmter Notfallkompetenzen gemäß SanG, Szenarientrainings mit dem Fokus auf Arbeiten mit und ohne Rettungsteam und die rechtlichen Rahmenbedingungen.

6. Fahrzeug und Ausstattung

Der Einsatz der ACN erfolgt planmäßig als Single Responder; d.h. als einzelne Person mit einem Einsatzfahrzeug. Es kommt ein PKW zum Einsatz, der in etwa wie ein RTW (jedoch ohne Lagerungs- und Tragebehelfe) ausgestattet ist. Zusätzlich werden bestimmte Medikamente und pflegerisches Verbrauchsmaterial mitgeführt. Weiters steht ein EKG / Multiparametermonitor mit Telemetriemöglichkeit zur Verfügung.

7. Vorbereitende Maßnahmen

Im Vorfeld wurde das Projekt bereits vielen im Gesundheitswesen tätigen Akteuren im Bezirk Bruck an der Leitha vorgestellt. Neben den Trägern der mobilen Dienste (Hauskrankenpflege, Palliativversorgung etc.) wurde auch eine Veranstaltung mit den niedergelassenen Ärzten der Region durchgeführt. Nach Projektstart werden die aufgrund der Pandemie kurzfristig ausgesetzten ausständigen Vernetzungstreffen noch komplettiert werden.

8. Dokumentation, Qualitätsmanagement und Evaluierung

Zur Datenerfassung und Administration sämtlicher Einsätze steht das Dokumentationssystem „LEODOK" von Notruf Niederösterreich zur Verfügung, das eigens für Einsätze der ACN um betreffende Algorithmen erweitert wurde. Weiters werden regelmäßig Fallbesprechungen mit den Mitarbeitern durchgeführt. Zusätzlich gibt es ein begleitendes Fortbildungsprogramm und regelmäßige Supervisionsdienste.

In einer begleitenden Evaluation werden die erhobenen Daten fortlaufend ausgewertet und in Form eines Rückkopplungsprozesses für eine verbesserte Umsetzungspraxis des Einsatzbereiches der ACN genutzt.

Quellen / Literatur:
Anzufragen beim Autor. Siehe zudem auch den Beitrag von *Halmich*.

öGERN

Präklinische Patienten-Notfallversorgung ist nicht nur Ärzten vorbehalten – eine rechtliche Klarstellung

Dr. Michael Halmich LL.M.
ist Jurist mit Arbeitsschwerpunkt Medizin- und Gesundheitsrecht. Er war zwölf Jahre lang als Sanitäter und Ausbildner ehrenamtlich im Rettungsdienst tätig. Seit Gründung der ÖGERN 2013 ist er deren Vorsitzender. Er betreibt das FORUM Gesundheitsrecht und ist als Vortragender, Autor und Verleger gesundheitsrechtlicher Literatur aktiv.

Mail: michael.halmich@oegern.at
Web: www.oegern.at / www.gesundheitsrecht.at / www.educa-verlag.at

1. Einleitung

Unter der Federführung von Notruf Niederösterreich erfolgte Mitte Mai 2020 der Start des Pilotprojektes der „Acute Community Nurse" (ACN) in einer ausgewählten Region Niederösterreichs. Erfahrene diplomierte Pflegepersonen mit einer parallel absolvierten Ausbildung zum Notfallsanitäter mit Notfallkompetenzen bilden eine neuartige Kombination für eine präklinische Patientenversorgung. Bei positiver Evaluierung des Projekts ist eine schrittweise weitere Ausrollung in anderen Regionen Niederösterreichs ab 2022 angedacht, so die Projektverantwortlichen.

Zeitnah reagierte die Ärztekammer für Niederösterreich mit einer Presseaussendung und betitelte diese mit „Ärztliche Kompetenz bei Notfällen unersetzlich – Ärztekammer warnt vor dem Einsatz nichtärztlicher Hilfskräfte in der Akutmedizin". Die Kritik geht dahin, dass eine ärztliche Leistung niemals durch „nichtärztliche, paramedizinische Leistung" ersetzt werden kann. Zudem wird seitens der Ärztekammer betont, dass „die Letztverantwortung im medizinischen Bereich nur bei Ärzten liegen und keinesfalls delegiert werden kann". (Ärztekammer NÖ, Presseinformation 26.5.2020)

Diese Darstellung ist so nicht richtig. Es soll nun der Versuch unternommen werden, klarzustellen, wer eigentlich für die präklinische Patientenversorgung in Österreich aus juristischer Perspektive verantwortlich zeichnet.

2. Ärzte und die Medizin

Nach § 2 Ärztegesetz sind Ärzte zur Ausübung der Medizin berufen. Dabei geht es um jede Tätigkeit, die auf medizinisch-wissenschaftlichen Erkenntnissen begründeten ist, wie etwa Diagnostik, Behandlung aber auch Prävention. Dazu zählt natürlich auch die präklinische Versorgung kranker und verletzter Patienten, die medizinisch indizierter Hilfe bedürfen.

Der Grundsatz, dass nur Ärzte medizinisch tätig werden dürfen, ist aber dadurch eingegrenzt, dass es eine Reihe anderer gesetzlich geregelter Gesundheitsberufe gibt, die in der Patientenversorgung eigenverantwortlich tätig werden dürfen. Zu nennen sind beispielsweise Sanitäter und diplomierte Gesundheits- und Krankenpflegepersonen. Und das Ärztegesetz steht in der Gesetzeshierarchie auf gleicher Ebene wie das Sanitätergesetz (SanG) und das Gesundheits- und Krankenpflegegesetz (GuKG). Sie alle sind Bundesgesetze.

Zum Schutz der Patienten sind aber für ausgewählte Gesundheitsberufe nur solche medizinisch begründeten Tätigkeiten erlaubt, die im Gesetz klar und unmissverständlich genannt sind.

3. Sanitäter und die präklinische Patientenversorgung

Seit 2002 haben Sanitäter in Österreich ein eigenverantwortlich wahrzunehmendes Berufs- und Tätigkeitsbild. Nach § 8 SanG umfasst der Sanitätsdienst die eigenverantwortliche Anwendung von Maßnahmen der qualifizierten Ersten Hilfe, der Sanitätshilfe und der Rettungstechnik, einschließlich diagnostischer und therapeutischer Verrichtungen. Die Kompetenzen sind im Detail für Rettungssanitäter und Notfallsanitäter unterschiedlich. Letztere können aufbauend Notfallkompetenzen erwerben, um unmittelbare Gefahren für das Leben oder die Gesundheit von Notfallpatienten im „(not)arztfreien Intervall" abwenden zu können. Hierfür erlaubt das SanG bereits seit 2002, dass speziell ausgebildete Sanitäter Medikamente einsetzen (diese sind chefärztlich freizugeben), periphere Venen punktieren sowie kristalloide Lösungen infundieren und (ohne Prämedikation) endotracheal intubieren. Die Listen der freigegebenen Medikamente für Notfallsanitäter sind in den diversen Rettungsorganisationen unterschiedlich ausgestaltet. Sie reichen von Medikamenten zur Behandlung zerebraler Krampfanfälle, akuter Koronarsyndrome, kardial bedingter Lungenödeme über hypertensiver Krisen, Asthmaanfälle, Atem-Kreislaufstillstände, einer Hypoglycämie oder Hypovolämie bis hin zur Analgesie.

Aufgrund ihres Ausbildungsstandes werden Rettungssanitäter im Rahmen von Krankentransporten und im Rettungsdienst eingesetzt, nicht aber zur planmäßig alleinigen Versorgung von Notfallpatienten. Dies ist Notfallsanitätern bzw. Notärzten vorbehalten. Neben der professionellen Unterstützung des Notarztes ist es bereits seit 2002 Aufgabe von Notfallsanitätern, Notfallpatienten bis zur ärztlichen Übernahme alleinig zu betreuen, zu versorgen und auch zu transportieren.

Sohin ist nicht bei jedem präklinischen Einsatz auch ein Notarzt beteiligt. Entweder ergibt sich die dringliche Beiziehung von Notärzten bereits im Rahmen der Notrufabfrage (144) oder wird durch die Sanitäter am Einsatzort die Indikation hierfür gestellt. Alle Sanitäter haben nach § 4 SanG folgende Pflicht: „Nötigenfalls ist ein Notarzt oder, wenn ein solcher nicht zur Verfügung steht, ein sonstiger zur selbständigen Berufsausübung berechtigter Arzt anzufordern."

In Publikationen notfallmedizinisch tätiger Ärzte wird immer wieder darauf hingewiesen, mit der „knappen Ressource Notarzt" sorgsam umzugehen. So haben bereits 2014 die beiden Notärzte *Prause* und *Kainz* in der Österreichischen Ärztezeitung vertreten, dass es in Österreich eine hohe Rate an Beiziehungen von Notärzten in der Präklinik gibt, wobei die Indikationsrate diesbezüglich gering ist. Eine Untersuchung hat gezeigt, dass nur jeder neunte Notarzt-Einsatz tatsächlich indiziert ist. Zudem haben sich die Einsätze mit beigezogenen Notärzten in den letzten 30 Jahren verzehnfacht.

Somit haben Sanitäter in der präklinischen Patientenversorgung seit langer Zeit ihren fixen Platz und werden – seit zumindest 2002 in rechtlich zulässiger Weise – sanitätsdienstlich als auch medizinisch tätig. Rettungsorganisationen unterliegen einer (not)ärztlichen Aufsicht. Zudem sind die Handlungsalgorithmen und die Details zu den Notfallkompetenzen letztverantwortlich von (Not)Ärzten festgelegt.

4. Gehobener Dienst für Gesundheits- und Krankenpflege

Diplomierte Gesundheits- und Krankenpflegepersonen (DGKP) haben durch die GuKG-Novelle 2016 eine Aufwertung innerhalb der Gesundheitsberufe erfahren. Sie haben pflegerische Kernkompetenzen, die von ihnen eigenverantwortlich wahrzunehmen sind. Zudem haben sie im „arztfreien Intervall" Kompetenzen im Notfall; dies ohne Anordnung durch Ärzte. Dazu zählt neben dem Erkennen und Einschätzen von Notfällen, die eigenverantwortliche Durchführung lebensrettender Sofortmaßnahmen (Herzdruckmassage und Beatmung, Defibrillation, Verabreichung von Sauerstoff). Im Rahmen der Atemwegskompetenz wurde durch die Regierungsvorlage zur GuKG-Novelle 2016 klargestellt, dass DGKP in Notfällen neben Beatmungsmasken insbesondere oropharyngeal und nasopharyngeal Tuben sowie einen supraglottischen Larynxtubus setzen dürfen. Im Rahmen der cardiopulmonalen Reanimation besteht sogar die Möglichkeit des Einsatzes von endotrachealen Tuben. Jedenfalls ist unverzüglich ein Arzt beizuziehen.

Weiters haben DGKP Kompetenzen bei medizinischer Diagnostik und Therapie. Hierfür bedarf es einer ärztlichen Anordnung im Einzelfall. Die Verantwortung für die korrekte Durchführung hat der DGKP inne. Die delegierbaren medizinischen Tätigkeiten reichen durchaus weit. In Summe sind 21 Tätigkeiten ausgewiesen, wie etwa die Verabreichung von Arzneimitteln, Injektionen und Infusionen; Legen und Wechsel periphervenöser Verweilkanülen; Verabreichung von Vollblut und/oder Blutbestandteilen; Setzen von transurethralen Kathetern bei beiden Geschlechtern; Entfernen von Drainagen, Nähten und Wundverschlussklammern; Legen und Entfernen von transnasalen und transoralen Magensonden; Anpassung von Insulin-, Schmerz- und Antikoagulantientherapie nach SOP etc. Manche bezeichneten die DGKP nach der Novelle 2016 auch als „Turnusarzt light".

Nichtsdestotrotz wurde dieser Kompetenzbereich bereits 2016 gesetzlich eröffnet und ist somit ein Tätigsein im medizinischen Bereich für DGKP Berufsalltag. Im Rettungsdienst dürfen DGKP nur dann tätig werden, wenn sie parallel auch über eine Sanitäterausbildung verfügen. Es bestehen Anrechnungsmöglichkeiten.

Durch die Kombination des Tätigkeitsfeldes „Notfallsanitäter" und „DGKP" im Rahmen des Projekts „Acute Community Nursing (ACN)" entsteht der Vorteil, dass diese dual ausgebildeten Personen im Rahmen der Patientenversorgung die Kompetenzen beider Tätigkeitsfelder nutzen können. Die Notruf Niederösterreich meint diesbezüglich in einer Aussendung: „In Zeiten, in denen es immer schwieriger wird die Ressource Arzt/Ärztin flächendeckend und zeitnahe an Einsatzorte bringen zu können, gewährleistet der Einsatz der ACN eine Versorgung vorwiegend in der Rolle des „ Trouble Shooters " – einerseits als qualitativ hochwertig ausgebildete NotfallsanitäterIn und andererseits als akademisch ausgebildete Pflegeperson, die steigende psychosoziale und pflegerische Bedarfe in Akutsituationen professionell beantworten kann." Das aktuelle Tätigkeitsgebiet der ACN gliedert sich in:

4.1. Community Nursing
Durchführen von Pflegevisiten nach telefonischen Vortriage durch 1450 bzw. 141 oder aber auch Direktanforderungen durch Ärzte oder Fachpersonal von Versorgungseinrichtungen.

4.2. Rettungsdienst
Mitalarmierung bei Akut- und Notfallpatienten im Rahmen der rettungsdienstlichen Versorgung, Evaluierung der weiteren Versorgung und wenn nötig Transportbegleitung; zudem Nachforderungen durch Sanitäter bzw. Notärzte etwa bei:

» Probleme mit Sonden, Kathetern, Kanülen etc., die aufgrund des Zustandes keine sofortige Hospitalisierung benötigen;

» Patienten mit akuter Pflegebedürftigkeit ohne Versorgungsmöglichkeit, plötzlicher Ausfall pflegender Angehöriger oder 24h-Betreuung;

» Patienten in Palliativbetreuung oder im Sterbeprozess;

» Patienten mit vitaler Bedrohung oder Schmerzen, wenn die Eintreffzeit kürzer als ein Notarztmittel ist.

Jedenfalls hat auch die ACN die rechtliche Pflicht, im Einsatzgeschehen nötigenfalls einen Notarzt oder, wenn ein solcher nicht zur Verfügung steht, einen sonstigen zur selbständigen Berufsausübung berechtigten Arzt anzufordern.

5. Schlussbemerkung

Der Grundsatz, dass nur Ärzte (Notfall)Medizin betreiben dürfen, ist in der österreichischen Rechtsordnung so nicht abgebildet. In den letzten Jahren haben sich auch andere Gesundheitsberufe etabliert und ist heute der Grundsatz verankert, dass die Arbeit von Gesundheitsberufen nur mehr arbeitsteilig und gemeinschaftlich erfolgen kann. Jeder hat seine vom Gesetz zugewiesenen Kompetenzen.

Bei den Gesundheitsberufen machen Berufsdurchlässigkeiten (also die Mitnahmen von Kompetenzen aus einem anderen Berufs-/Tätigkeitsbild) durchaus Sinn. Dennoch wäre es wichtig, die Rolle der Sanitäter im Rettungsdienst zu stärken und ihre Kompetenzen den aktuellen Anforderungen anzupassen. Die Arbeiten zur Novelle des SanG, welche schon vor einiger Zeit begonnen haben, sollten wieder aufgenommen werden. Denn man darf sich nicht damit zufrieden geben, fehlende Kompetenzen der Sanitäter durch eine Kombination mit anderen Gesundheitsberufen (wie den DGKP) langfristig zu kompensieren.

Schlussendlich ist durch diese rechtliche Klarstellung die Besorgnis von Vertretern der Ärztekammer für Niederösterreich, dass „eine ärztliche Leistung niemals durch nichtärztliche, paramedizinische Leistung ersetzt werden kann", unbegründet. Seit zumindest 2002 gelten diesbezüglich bereits klare rechtliche Vorschriften für ein arbeitsteiliges Zusammenarbeiten in der präklinischen Patientenversorgung.

Quellen / Literatur:

» Ärztekammer Niederösterreich, Presseinformation vom 26. Mai 2020 mit dem Titel „Ärztliche Kompetenz bei Notfällen unersetzlich" (abrufbar unter www.arztnoe.at, zuletzt am 16.1.2021)

» Beitrag von Notruf Niederösterreich zum Projekt „Acute Community Nurse" (abrufbar unter https://notrufnoe.com/acn/, zuletzt am 9.1.2021)

» Bundesgesetz über Ausbildung, Tätigkeiten und Beruf der Sanitäter

» Bundesgesetz über die Ausübung des ärztlichen Berufes und die Standesvertretung der Ärzte

» Bundesgesetz über Gesundheits- und Krankenpflegeberufe

» Erläuterungen zur Regierungsvorlage zur GuKG-Novelle 2016 (1194 der Beilagen zu den stenographischen Protokollen des Nationalrates, 25. Gesetzgebungsperiode, S. 3–4)

» *Halmich*, Recht für Sanitäter (2021)

» *Prause/Kainz*, Notarzt – ein Arzt für alle Fälle?, Österreichische Ärztezeitung 13/14 (15.7.2014)

öGERN

Rettungsmediziner in Graz: Einsatz von Medizinstudenten im Rettungsdienst

1. Einleitung
2. Ausstattung und Besetzung
3. NKI-Rettungsmediziner
4. Der „Grazer Zugang" zur optimalen Patientenversorgung

Dr.in Anna Essl
ist Ärztin in Ausbildung zur Fachärztin für Innere Medizin und Notärztin am Landeskrankenhaus Hochsteiermark (Standort Bruck an der Mur); zudem langjährige Tätigkeit im Medizinercorps (Grazer Rettungsmediziner).

Mail: anna.essl@gmail.com
Web: www.lkh-hochsteiermark.at

öGERN

1. Einleitung

Das Medizinercorps ist eine 1890 durch *Johann Baptist Tilly* gegründete Vereinigung ehrenamtlicher Medizinstudierender und Ärzte, welche (gemeinsam mit den beiden Notarztteams) die präklinische Versorgung der Grazer Bevölkerung sicherstellt. Zu Gründungszeiten gab es einen starken Ärztemangel, weshalb die Patienten präklinisch nicht mehr versorgt werden konnten. Aus diesem Grund schulte *Johann Baptist Tilly* Medizinstudierende, um sie in der präklinischen Notfallversorgung einsetzen zu können.

Seit der Gründung vor 130 Jahren kam es zu vielen Entwicklungen und Anpassungen, um eine zeitgemäße, hochqualitative präklinische Notfallversorgung sicherzustellen. Die Integration von Medizinstudenten und eine tiefgreifende Ausbildung dieser ist jedoch noch immer der Grundstein des Systems.

2. Ausstattung und Besatzung:

Der Notfallwagen, auch oft ob seiner Größe „Jumbo" genannt, ist ein voll ausgestattetes Notfallrettungsmittel, welches alle notwendigen Geräte, Medikamente sowie Tools zur präklinischen Notfallversorgung mitführt.

Besetzt ist der Notfallwagen durch einen NKI-Rettungsmediziner, einem Jumbofahrer sowie zwei Jumbohelfer, wovon jedoch meist einer in Ausbildung zum NKI-Rettungsmediziner ist. Jedes Teammitglied ist somit auf die vorhandenen Geräte, Assistenzleistungen und die wichtigsten Notfälle eingeschult. Dieses Wissen wird durch regelmäßige, verpflichtende Schulungen konstant aufrechterhalten. Der NKI-Rettungsmediziner muss aktiv Humanmedizin an der Medizinischen Universität Graz studieren oder dieses abgeschlossen haben. Die restliche Besatzung muss nicht aus dem medizinischen Sektor kommen.

3. NKI-Rettungsmediziner

Die NKI-Rettungsmediziner sind speziell ausgebildete NKI-Notfallsanitäter, welche zusätzlich aktive Medizinstudierende oder im weiteren Verlauf auch Ärzte sind. Ihre Aufgabe ist es, die Teamleader-Rolle am Notfallwagen zu übernehmen und bei Notarzteinsätzen den Notarzt hochqualifiziert zu unterstützen.

Die Ausbildung läuft über vier parallel verlaufende Säulen ab:

3.1. Das Medizinstudium

Neben allen vorklinischen Fächer müssen auch bestimmte Famulaturen, vor allem im Bereich der (Kinder-)Anästhesie, Inneren Medizin und Chirurgie, vor Beginn der Rettungsmediziner-Ausbildung erfolgreich abgeschlossen sein. Des Weiteren sind vorgegebene notfallmedizinisch relevante Wahlpflichtfächer und spezielle Studienmodule zu absolvieren.

3.2. Das Rote Kreuz

Jegliche Ausbildungsstufen vom Rettungssanitäter über den Notfallsanitäter und den allgemeinen Notfallkompetenzen (Notfallkompetenz Venenpunktion und Notfallkompetenz Arzneimittellehre) bis hin zur speziellen Notfallkompetenz Intubation müssen entsprechend der ÖRK-Richtlinien absolviert werden.

3.3. Das Medizinercorps

Das Medizinercorps bietet spezielle Ausbildungen zum Jumbohelfer und in weiterer Folge speziell auf die Arbeit am Notfallwagen abgestimmte praktische sowie theoretische Aus- und Fortbildungen an, welche im Rahmen der Ausbildung zu besuchen sind.

3.4. Der Dienstbetrieb

Bereits weit vor dem Start in die tatsächliche Anwärterschaft, muss der Auszubildende eine hohe Dienstfrequenz am RTW und im späteren Verlauf am Jumbo nachweisen können. Zu Beginn der definitiven Anwärterschaft wird ihm ein Mentor, welcher ihn durch die Ausbildung begleitet, zur Seite gestellt. Der Rettungsmediziner-Anwärter leitet dann unter Aufsicht eines Rettungsmediziners die Einsätze und übernimmt, je nach Ausbildungsstand, bereits auch gewisse praktische Maßnahmen. Neben diesen Diensten werden regelmäßig praktische und theoretische Fortbildungen organisiert, wo speziell auf die Ausbildungsziele und Fragen des Einzelnen eingegangen wird.

Den Abschluss der Ausbildung bilden einerseits zwei theoretische Prüfungen sowie eine praktische Prüfung. Die theoretische Prüfung zum NKI-Notfallsanitäter erfolgt durch den Landeschefarzt, die theoretische Prüfung zum NKI-Rettungsmediziner erfolgt durch den Bezirksrotkreuzarzt sowie den Vorsitz des Medizinercorps. Die praktische Prüfung wird im Rahmen eines 12-stündigen Tagdienstes durch zwei Rettungsmediziner sowie unter Einbezug der diensthabenden Notärzte abgehalten.

Nach Abschluss der Ausbildung darf der NKI-Rettungsmediziner alle für NKI-Notfallsanitäter freigegebenen Tätigkeiten im vorgegebenen rechtlichen Rahmen durchführen.

Neben den für NKI-Rettungsmediziner freigegebenen Medikamenten richtet sich das Hauptaugenmerk hier auf die erweiterte Diagnostik (Anlage und Interpretation eines 12-Kanal EKGs, NIBP, S_pO_2 und Kapnographie/-metrie). Beispielhaft dafür ist der Thoraxschmerz, bei welchem der Fokus auf einer gezielte Anamneseerhebung und der Durchführung eines 12-Kanal-EKGs liegt. Die bereits angesprochene Arzneimittelliste befähigt die NKI-Rettungsmediziner zusätzlich, Notfälle wie zum Beispiel eine akut exacerbierte COPD, eine Anaphylaxie, eine Hypoglykämie oder einen Krampfanfall zu therapieren.

4. Der „Grazer Zugang" zur optimalen Patientenversorgung

Aufgrund der räumlichen Verteilung der beiden Grazer Notfallwägen und der beiden Grazer Notarzteinsatzfahrzeuge ist ein schnellstmögliches Eintreffen eines höherqualifizierten Notfallmittels an jeglichem Ort in Graz sichergestellt.

Da zu jedem Notarzteinsatz in Graz automatisch einer der beiden Jumbos disponiert wird, kennen die Notärzte die Arbeitsweise und den Qualifikationsrahmen der Rettungsmediziner, können diese so gezielt einsetzen und es wird Hand in Hand gearbeitet. Zusätzlich haben mehr als die Hälfte der in Graz aktiven Notärzte selbst in ihrer Studienzeit die Ausbildung zum Rettungsmediziner absolviert.

Der innerklinische Bezug und das Wissen bzw. die Erfahrung, wie die Patientenversorgung in den nächsten Tagen und Wochen aussieht, hilft den NKI-Rettungsmedizinern zusätzlich in der präklinischen Entscheidungsfindung bei Einsätzen ohne Notärzten.

Ergänzend zur Ausbildung werden durch die NKI-Rettungsmediziner viele Übungstage und Kongresse (auch nach Abschluss der Ausbildung) besucht und absolviert. Dies sorgt dafür, dass auch die praktischen Skills und Fähigkeiten gut erhalten bleiben.

Zudem sollten auch die Vorteile, die eine solche Ausbildung für die spätere berufliche Betätigung des NKI-Rettungsmediziners mit sich bringt, nicht vergessen werden. Der Einstieg ins Berufsleben als Turnusarzt (in Basisausbildung oder Assistenzarzt) wird massiv erleichtert, da man bereits früh gelernt hat, kritische von nicht kritischen Patienten zu unterscheiden und Initialtherapien zu starten.

Quellen / Literatur:
Anzufragen bei der Autorin.
Siehe zudem auch den Beitrag von *Burkowski / Halmich*.

öGERN

Rechtsfragen zur Tätigkeit der Grazer Rettungsmediziner

1. Einleitung
2. Grazer Rettungsmediziner: Sanitäter oder (angehende) Ärzte?
3. Maximale Kompetenzen der Grazer Rettungsmediziner
4. Erweiterung der Sanitäter-Kompetenzen durch Sonderwissen möglich?
5. Schlussbemerkung

Dr. Maximilian Burkowski
ist Jurist und Rechtsanwalt in Linz; ehrenamtlicher Sanitäter (NFS-NKV) und Lehrender im Rettungsdienst. Er hat bereits zahlreiche Publikationen zum Medizinrecht mit Schwerpunkt Rettungswesen und Notfallmedizin verfasst und ist im Team des ÖGERN-Vorstandes.

Mail: maximilian@burkowski.net
Web: www.ra-recht.at

Dr. Michael Halmich LL.M.
ist Jurist mit Arbeitsschwerpunkt Medizin- und Gesundheitsrecht. Er war zwölf Jahre lang als Sanitäter und Ausbildner ehrenamtlich im Rettungsdienst tätig. Seit Gründung der ÖGERN 2013 ist er deren Vorsitzender. Er betreibt das FORUM Gesundheitsrecht und ist als Vortragender, Autor und Verleger gesundheitsrechtlicher Literatur aktiv.

Mail: michael.halmich@oegern.at
Web: www.oegern.at / www.gesundheitsrecht.at / www.educa-verlag.at

1. Einleitung

Das österreichische Rettungswesen ist ein notarzt- und sanitäterbasiertes System. Sowohl die Ausbildung als auch die Kompetenzen der Sanitäter und Notärzte ergeben sich aus den einschlägigen berufsrechtlichen Vorschriften. In Graz gibt es jedoch eine weitere Personengruppe, die in der präklinischen Versorgung von Notfallpatienten seit langer Zeit aktiv ist: Die Grazer Rettungsmediziner (auch „Medizinercorps" genannt). Das Medizinercorps ist eine im Jahr 1890 gegründete Vereinigung von ehrenamtlich tätigen Medizinstudenten, promovierten Ärzten, Allgemeinmedizinern und Fachärzten an der Bezirksstelle Graz-Stadt des Österreichischen Roten Kreuzes, Landesverband Steiermark.

Gerade der Einsatz von Medizinstudenten in der präklinischen Patientenversorgung wirft verschiedene Fragen auf: Werden Sie als Sanitäter oder (angehende) Ärzte tätig? Welche Kompetenzen kommen ihnen dabei zu? Gibt es andere Überlegungen bei der Beiziehung von Notärzten und welcher Maßstab gilt im Haftungsrecht?

2. Grazer Rettungsmediziner: Sanitäter oder (angehende) Ärzte?

In einem Rettungsmittel dürfen nur Sanitäter bzw. Notärzte tätig werden. Die rechtliche Grundlage bilden das Sanitätergesetz (SanG) bzw. das Ärztegesetz (ÄrzteG). Andere Angehörige von Gesundheitsberufen (z.B. Pflegepersonen, Hebammen) dürfen nur dann im Rettungsdienst tätig werden, wenn sie parallel (zumindest) auch über eine Tätigkeitsberechtigung als Rettungssanitäter verfügen. Insbesondere scheidet ein eigenverantwortliches Tätigwerden von Medizinstudenten im Rettungsdienst aufgrund des § 49 Abs. 4 und 5 ÄrzteG („Medizinstudenten-Bestimmung") aus, da diese Bestimmung nur zur unselbständigen Ausübung unter Anleitung und Aufsicht der ausbildenden Ärzte berechtigt.

Turnusärzte können aufgrund einer Änderung der Notarztausbildung seit Juli 2019 als Notärzte tätig werden, wenn sie die entsprechende Ausbildung absolviert haben (zumindest 33-monatiger innerklinischer Kompetenzerwerb, 80h-Notarztkurs, mind. 20 Einsätze unter Supervision, Prüfung und Freigabe durch Notarzt-Stützpunktleiter).

Grazer Rettungsmediziner, die sich noch im Medizinstudium befinden, sowie Turnusärzte, die die neue Notärzteausbildung (noch) nicht absolviert haben, dürfen lediglich als Sanitäter tätig werden. Mit Bezug zum Beitrag von *Anna Essl* sind die Grazer Rettungsmediziner Notfallsanitäter mit der besonderen Notfallkompetenz „Beatmung und Intubation", solange sie (noch) nicht als (Not)Ärzte tätig sind. Diese Sanitäterqualifikation ist die höchste Ausbildung, welche Sanitäter gemäß SanG erwerben können.

3. Maximale Kompetenzen der Grazer Rettungsmediziner

Im SanG sind die unterschiedlich weitreichenden Kompetenzen von Rettungs- und Notfallsanitätern (mit/ohne Notfallkompetenzen) im Detail geregelt. Der Kompetenzrahmen definiert für jeden Sanitäter – je nach Qualifikationsstufe – das „maximale Dürfen". Eine „Überschreitung des Kompetenzrahmens" stellt eine Verwaltungsübertretung nach dem SanG dar, kann darüber hinaus aber auch zivilrechtlich (schadenersatzrechtlich) haftungsbegründend sein bzw. unter Umständen auch strafrechtlich relevant werden.

4. Erweiterung der Sanitäter-Kompetenzen durch Sonderwissen möglich?

Wie sich jemand konkret bei der Tätigkeitsausübung zu verhalten hat, wird durch den Sorgfaltsmaßstab definiert. Dieser erlangt z.B. im Haftungsfall zentrale Bedeutung. Maßgeblich und geschuldet ist nicht die Sorgfalt eines Durchschnittsmenschen, sondern jene eines durchschnittlich ordentlichen und pflichtgetreuen Gesundheitsberufsangehörigen aus der jeweiligen Berufssparte. Dabei ist je nach Aufgaben- und Tätigkeitsgebiet zu differenzieren und fließen auch individuelle Aspekte, wie etwa Ausbildungsstand, abgeschlossene Zusatzausbildung, Praxiserfahrung, Dienstjahre etc., mit ein. Es ist allgemein anerkannt, dass Sonderwissen und Sonderkönnen den Sorgfaltsmaßstab von Gesundheitsberufen im Einzelfall erhöhen können.

Im Rahmen der praktischen Ausübung der Tätigkeit sind daher die zusätzlichen Ausbildungen und die weitergehende (klinische) Erfahrung der Grazer Rettungsmediziner sehr wohl relevant, da dies in den Sorgfaltsmaßstab mit einfließt. Dabei gilt es aber zu beachten, dass trotz des Sonderwissens und Sonderkönnens der Rettungsmediziner im Vergleich zu gewöhnlichen Sanitätern die maximalen Kompetenzen nach dem SanG nicht überschritten werden dürfen.

Dies bedeutet im Detail, dass bei gesetzlich klar umschriebenen Maßnahmen (z.B. „Punktion peripherer Venen" durch den Notfallsanitäter mit allgemeiner Notfallkompetenz) durch das Sonderwissen und Sonderkönnen keine Mehrkompetenz entsteht. Demnach dürfen invasivere Applikationswege nicht einfach so freigegeben werden (z.B. intraossärer Zugang).

Aber: Bei unbestimmt („weich") definierten Handlungsweisen/Tätigkeiten (z.B. „eigenverantwortliche Versorgung und Betreuung Kranker und Verletzter"; „nötigenfalls ist ein Notarzt anzufordern"; „diagnostische Verfahren") wird dem tatsächlichen Wissen und Können maßgebliche Bedeutung zukommen. Grazer Rettungsmediziner werden dabei über das Mindest-/Standardniveau hinausgehende Möglichkeiten (z.B. bei der Untersuchung und Behandlung von Patienten) zukommen. Dadurch vergrößert sich einerseits der Beurteilungs- und Ermessensspielraum für „Rettungsmediziner", andererseits ist aber – insbesondere auch in haftungsrechtlicher Hinsicht – eine sorgfältige Durchführung sämtlicher derartiger Maßnahmen geschuldet.

Mit Blick auf das SanG können für Grazer Rettungsmediziner, insbesondere bei folgenden Handlungsfeldern aufgrund des medizinischen Sonderwissen und Sonderkönnen im Einzelfall höhere Sorgfaltsanforderungen gelten:

» diagnostische Verfahren, sofern deren Invasivität von den Handlungskompetenzen des SanG gedeckt ist;

» Übernahme und Übergabe von Patienten zwecks Durchführung rettungsdienstlicher Leistungen;

» qualifizierte Durchführung lebensrettender Sofortmaßnahmen;

» Durchführung sanitätsdienstlicher/rettungstechnischer Maßnahmen bei Notfallpatienten, sofern deren Invasivität von den Handlungskompetenzen des SanG gedeckt ist;

» Anwendung von Arzneimittel der Liste 1 und 2 (hier sind separate Listen für Rettungsmediziner denkbar, da die Verabreichung gewisser Arzneimittel von zusätzlichen Ausbildungen – z.B. Absolvierung bestimmter Module des Medizinstudiums – und Schulungen abhängig gemacht werden kann).

Aus einsatztaktischen und besonders aus Gründen des Patientenwohls erscheint es unseres Erachtens nach zulässig und sinnvoll, eigene Einsatzindikationen für Rettungsmediziner als Basis für die Ausrückeordnung zu etablieren, sodass sie als Versorger im qualifizierten Rettungsdienst ihr Aufgabengebiet in der präklinischen Patientenversorgung zwischen den sonst tätigen Sanitätern und Notärzten einnehmen können. Dadurch wird auch dem Ziel, das Rettungs- und Notarztpersonal entsprechend ihrer Kompetenzen differenziert einzusetzen, nachgekommen. Zudem kann auch die mitunter knappe Ressource „Notarzt" geschont werden. Die diesbezügliche Letztentscheidung haben die Leitstelle bzw. die Rettungsorganisation (v.a. der Chefarzt) zu treffen.

5. Schlussbemerkung

Im Rettungswesen können Notärzte und Sanitäter aller Qualifikationsstufen eingesetzt werden. Die Rettungsorganisationen haben dafür Sorge zu tragen, dass sowohl Notärzte als auch Sanitäter – insbesondere in Graz auch die Rettungsmediziner als höchstqualifizierte Notfallsanitäter mit besonderer Notfallkompetenz „Beatmung und Intubation" – entsprechend ihrer Ausbildung und Fähigkeiten differenziert eingesetzt werden.

Quellen / Literatur:

» Bundesgesetz über Ausbildung, Tätigkeiten und Beruf der Sanitäter

» Bundesgesetz über die Ausübung des ärztlichen Berufes und die Standesvertretung der Ärzte

» *Burkowski/Halmich*, Medizinstudenten im Rettungsdienst? Ein juristischer Überblick am Beispiel der „Grazer Rettungsmediziner", Journal für Medizin- und Gesundheitsrecht, 1-2018, S. 18 ff.

» *Burkowski/Halmich/Hellwagner/Koppensteiner*, Organisationsrecht und Berufsrecht im Spannungsfeld – Rechtliche Aspekte des Zusammenspiels von Bundes- und Landeskompetenzen am Beispiel des österr Rettungswesens, in: Recht der Medizin 2016/86, S. 139 ff.

» *Eckert/Tipold*, Strafbare Dividenden, in: Zeitschrift für Gesellschafts- und Steuerrecht 2013, S. 53 (zwar zum Unternehmensrecht, aber auf die Gesundheitsbranche übertragbar)

» *Lewisch*, Sorgfaltsmaßstäbe im Schadenersatz- und Strafrecht, in: Österreichische Juristen-Zeitung 2000, S. 489

» *Nigl*, Arzthaftung, 3. Auflage (2017)

» *ÖGERN*, Stellungnahme zur Arzneimittelliste 2 für Notfallsanitäter*innen – Freigabe an begrenzten Personenkreis möglich? (5/2020, abrufbar unter www.oegern.at/stellungnahmen, zuletzt am 16.1.2021)

» *Poguntke*, Keine Zukunft für den „Jumbo"?, in: Rettungsdienst 10/2017, S. 54 ff.

öGERN

Integrierte Rettungssanitäter-Ausbildung im SFU-Medizinstudium: Erfahrungen und Nutzen

Univ.-Prof. Dr. Constantin Sora
ist Arzt und Universitätsprofessor. Er ist Inhaber des Lehrstuhls für Anatomie sowie Vizedekan und Studiengangsleiter im Bachelorstudium Humanmedizin der Sigmund Freud Privatuniversität Wien.

Mail: constantin.sora@med.sfu.ac.at
Web: www.sfu.ac.at

1. Einleitung

Die Sigmund Freud Privatuniversität Wien („SFU") verfügt über eine institutionelle Akkreditierung als Privatuniversität nach dem Universitäts-Akkreditierungsgesetz. Die SFU ist zurzeit die größte Privatuniversität in Österreich und hat ca. 5.000 Studenten in allen Durchführungsorten.

2. Vernetzung der Studiengänge an der SFU

Das Zusammenwirken der unterschiedlichen Studiengänge der SFU in der Ausbildung, und die Umsetzung der Vision einer ganzheitlichen Sicht auf den Menschen im Sinne des WHO-Begriffs sind auch im humanmedizinischen Studiengang auf den Einfluss der Kernstudien der SFU und das damit verbundene Menschen- und Krankheitsbild zurückzuführen. Im Fokus steht dabei der respektvolle Umgang mit Patienten, eine einfühlsame Kommunikation und die begleitende Persönlichkeitsentwicklung der Studierenden.

An der Medizinischen Fakultät der SFU werden die Studiengänge Human- und Zahnmedizin angeboten. Die medizinische Fakultät der SFU dient dabei als Plattform für die Umsetzung einer neuen Ausbildungsidee, in welcher der Gedanke der partizipativen Medizin verwirklicht wird. Dabei soll die Vieldimensionalität des Menschen und die Komplexität der Gesundheitsbedürfnisse, sowohl im Bachelor-Master-Studiengang Humanmedizin und im Master-Studiengang Zahnmedizin, mithilfe exzellenter Lehre und Forschung abgebildet werden.

Bachelor Humanmedizin (Vertiefungsrichtungen) (3 Jahre)	
Humanmedizin (180 ECTS-Punkte)	Humanmedizin (151 ECTS-Punkte)
	Zahnmedizin-Spezialisierung (29 ECTS-Punkte)
Master Humanmedizin (3 Jahre)	Master Zahnmedizin (3 Jahre)
Humanmedizin (180 ECTS-Punkte)	Zahnmedizin (180 ECTS-Punkte)

3. Curriculum des Medizinstudiums

Mit dem vorliegenden Medizin-Curriculum wird besonderer Wert auf die Entwicklung eines respektvollen Umganges der Absolventen mit den Patienten im Sinne einer hohen Professionalität gelegt. Hier soll speziell die Betrachtung der Patienten in ihrem Gesamtkontext von somatischer und seelischer Befindlichkeit gleichermaßen gelehrt und gefördert werden. In diesem Sinne sollen die Absolventen optimal für die postpromotionelle Ausbildung vorbereitet werden. Zudem orientiert sich die Ausbildung kompetitiv am aktuellen Stand der wissenschaftlichen Erkenntnisse, sodass die Absolventen in Zukunft die Patienten als „Medical Experts" im Sinne des CanMEDS-Modells (Canadian Medical Education Directives for Specialists) betreuen können.

Als Alleinstellungsmerkmale unseres Studiengangs sehen wir folgende Aspekte an:

» Die Gewährleistung eines engen Austauschs mit den verwandten Berufsbildern Humanmediziner und Zahnarzt schafft nachhaltig Verständnis und Respekt für die Denkweisen und die Kommunikation im interdisziplinären Team.

» Die durchgehende patientenzentrierte Ausbildung wird gewährleistet durch einen Patientenkontakt ab dem ersten Semester des Studiums. Damit wird nicht nur die traditionelle Trennung in Klinik und Vorklinik aufgehoben, sondern auch eine Verschiebung des Ausbildungsfokus weg vom Handwerk in Richtung einer ganzheitlichen Denkweise erreicht, die den Patienten in seiner Gesamtheit als Herzstück der medizinischen Behandlung sieht.

» Dadurch wird der Prozess der Persönlichkeitsentwicklung begleitet und unterstützt, wodurch die medizinische Entscheidungs- und Kommunikationskompetenz gestärkt wird und Konflikte in Zukunft verhindert werden können. Es wird die Entwicklung der handlungskompetenten und lernfähigen Arztpersönlichkeit ernst genommen.

» Die konsequente Verankerung und Umsetzung forschungsorientierter Lehre in allen Phasen des Studiums ist erklärtes Ziel. Forschungskompetenzen bei Studierenden zu fördern ist gerade in der Medizin besonders notwendig, da hier für komplexe Probleme praktische Antworten auf wissenschaftlicher Grundlage gefunden werden müssen.

4. Integrierte Ausbildung zum Rettungssanitäter im Studium

Die Ausbildung zum Rettungssanitäter (RS-Ausbildung) wird als integrativer Teil des Medizin-Curriculum geführt. Sie ergänzt die Skill Line „Der frühe Patientenkontakt" über den ganzen Bachelor-Studiengang; die praktische Ausbildung ab den ersten Studiensemester. Der Arbeiter-Samariter-Bund Wien zeichnet verantwortlich für die Lehrinhalte und die kommissionelle Prüfung. Mit dieser Zusatzausbildung können Studierende im Rahmen des Praktikums bei den Einsatzorganisationen nicht nur im Krankentransport, sondern auch im Rettungsdienst tätig sein.

Dieses Modul ermöglicht den Studierenden in einer frühen Phase des Studiums – im Sinne eines Community Medicine Projekts und gemäß dem WHO-Begriff der Social Accountability – Kontakt zu Patienten und Menschen mit besonderen Bedürfnissen. Das didaktische Konzept sieht einen hohen Grad an Selbständigkeit der Studierenden vor. Die Studierenden sollen anhand der persönlichen Kontakte mit Patienten und/oder dem sonst am Patienten tätigen Gesundheitspersonal einen weiterführenden Einblick in ausgewählte Erkrankungen, deren Epidemiologie aber besonders auch in die Wahrnehmung des Patienten in seinem Kranksein erhalten. Kenntnisse über das Zusammenwirken von bio-psycho-sozialen Einflussfaktoren auf Krankheitsgeschehen und -verlauf sollen gewonnen werden. Im Fokus stehen sozialmedizinische Aspekte und das Training in der Empathie und der Umgang mit Personengruppen mit besonderen Bedürfnissen.

In den letzten vier Jahren haben 326 Medizinstudenten der SFU die Ausbildung zum Rettungssanitäter absolviert. Viele dieser Studierende sind weiterhin ehrenamtlich in den diversen Rettungsorganisationen tätig.

Die RS-Ausbildung verstärkt den praxisbezogenen Charakter des Humanmedizinstudiums an der SFU, das schon mit dem Bedside-Teaching im ersten Studienjahr beginnt.

5. Schlussbemerkung

Die RS-Ausbildung trägt zum Kern des Arzt-Seins bei: Sich in den Dienst der Allgemeinheit zu stellen, zu helfen und zu heilen ohne Relevanz von Stellung, ethnischer Herkunft oder Geschlecht der Person. Die im Studium integrierte RS-Ausbildung führt nach unserem Dafürhalten zu besser ausgebildeten Ärztinnen und Ärzten.

Wir sind auch der Meinung, dass die Ausbildung der Medizinstudenten zu handlungskompetenten Notfallmedizinern wichtig ist und dass alle Ärzte, unabhängig von ihrer weitergehenden Vertiefung, im Notfall imstande sein sollten, kompetent zu handeln. Auch dazu trägt die integrierte RS-Ausbildung bei.

Quellen / Literatur:
Anzufragen beim Autor.

öGERN

Notarztausbildung Neu: Erste Erfahrungen

1. Notarztausbildung in früheren Zeiten
2. Neue Notarztausbildung ab Juli 2019
3. Kritische Schlussbemerkung

Ao. Univ.-Prof. Dr. Gerhard Prause
ist Facharzt für Anästhesiologie und Intensivmedizin an der Klinischen Abteilung für allgemeine Anästhesiologie, Notfall- und Intensivmedizin der Medizinischen Universität Graz; zudem Notarzt und Stützpunktleiter „Graz-Ost". Er publiziert und referiert regelmäßig zu notfallmedizinischen Themen und ist Co-Referent im Referat „Notfall- und Rettungsdienste sowie Katastrophenmedizin" der Österreichischen Ärztekammer.

Mail: gerhard.prause@medunigraz.at
Web: www.medunigraz.at

1. Notarztausbildung in früheren Zeiten

Die ursprüngliche Regelung für Notärzte im Ärztegesetz trat erstmals im Jahr 1987 in Kraft und umfasste das Vorhandensein einer Berufsberechtigung im Sinne eines „Jus practicandi" und eine 60-stündige Zusatz-Ausbildung in Form eines Notarztkurses. Dieses Konzept basierte in den 80er Jahren auf der Erkenntnis, dass alle Ärzte nach Abschluss ihres Studiums im sogenannten „Turnus" eine umfassende ärztliche Ausbildung erhielten.

Um zu damaligen Zeiten nicht als „Fach-Idiot" dazustehen, wurde diese Option auch von gut 90 % aller Kolleginnen und Kollegen genutzt. Diese Turnusärzte waren in die gesamte Patienten-Versorgung eingebunden, von der Behandlung in der Erstaufnahme bis zum Stationsdienst und auch der OP-Assistenz. Neben den vorgeschriebenen Fachdisziplinen (Chirurgie, Interne, Kinder, Geburtshilfe, Neurologie) haben viele Kolleginnen und Kollegen auch Narkose bzw. Analgo-Sedierungen selbst durchgeführt. Somit kann man dieses Konzept unter den damaligen Voraussetzungen durchaus als akzeptabel ansehen.

2. Neue Notarztausbildung ab Juli 2019

Die ärztliche Ausbildung hat sich zunehmend spezialisiert und spätestens mit Inkrafttreten der neuen Ausbildungsordnung (2015) ist auch die Ausbildung zum Allgemeinmediziner ein eigener Pfad und nicht mehr Grundausbildung für alle angehenden Ärzte.

Nach jahrelanger Vorbereitung und unzähligen Abstimmungsgesprächen mit den diversen Fachdisziplinen wurde unter der Federführung der Sektion Notfallmedizin der ÖGARI (= Österreichische Gesellschaft für Anaesthesiologie, Reanimation und Intensivmedizin) dem Gesundheitsministerium ein neues Ausbildungskonzept vorgelegt, welches dann mit Juli 2019 als neues Gesetz wirksam wurde (§§ 40 ff. Ärztegesetz).

2.1. Grundpfeiler der neuen Ausbildung

Diese sind:

» mind. 80h-Notarztkurs
» mind. 33-monatige ärztliche Berufsausbildung im Krankenhaus
» Nachweisliche Erbringung notfallmedizinischer Kompetenzen
» mind. 20 Fahrten (Notarzteinsätze) unter Supervision
» Notarztprüfung in Theorie und Praxis

Im Gegensatz zur vorhergehenden Ausbildung ist eine Prüfung beim Not-arztkurs eine „Kann"-Bestimmung und nicht zwingend erforderlich. Dies regelt § 8 der Notärztinnen/Notärzte-Verordnung der Österreichischen Ärzte-kammer (NA-V), der mit „Notärztliche Lehrgänge" betitelt ist: Ein Auszug: „(3) Der Lehrgangsanbieter kann am Ende des Lehrgangs eine Prüfung durchführen, welche theoretische und praktische Teile zu beinhalten hat."

2.2. Neuorganisation der Abschlussprüfung

Dafür wurden aber bei der Abschlussprüfung neue Standards eingeführt. Die „Akademie der Ärzte" ist mit der Durchführung betraut. Im § 13 NA-V sind die Details wie folgt geregelt:

„(1) Nach Absolvierung der Voraussetzungen gemäß §§ 6, 8 und 10 ist eine notärztliche theoretische und praktische Abschlussprüfung zu absolvieren und der Erfolg der Qualifikation und Prüfung nachzuweisen. (2) Mit der Durchführung und Organisation der Abschlussprüfung wird, soweit nicht in dieser Verordnung ausdrücklich die Österreichische Ärztekammer erwähnt ist, die Österreichische Akademie der Ärzte betraut. (3) Für die schriftliche und mündliche Abschlussprüfung zur Notärztin/zum Notarzt sind folgende Prüfungsmethoden zulässig:

» schriftlich: Wahlantwortverfahren (MC) oder Kurzantwortfragen (KAF)
» mündlich: strukturiert mündliche Prüfung (SMP) oder strukturierte Beobach-tung (SB) jeweils inklusive praktischer Beispiele und Notfallsimulationen."

Die Österreichische Ärztekammer (ÖÄK) definierte in der NA-V die Auf-gaben und Voraussetzungen für die Prüfung:

» Einrichtung eines Prüfungsausschusses.
» Alle Mitglieder des Prüfungsausschusses müssen über ein aufrechtes Notarzt-Diplom verfügen.
» Erstellung der Prüfungsrichtlinien.
» Nominierung der PrüferInnen.
» Einrichtung einer Beschwerdekommission der ÖÄK.
» Beschwerde innerhalb von 4 Wochen schriftlich bei der ÖÄK.
» Einsichtnahme nur bei negativem Ergebnis.
» Ab Juli 2022 ist die Prüfung mind. 4x jährlich anzubieten.
» Es gibt max. 5 Prüfungsantritte.

2.3. Details zur Prüfungsdurchführung

» Prüfungskommission besteht aus mind. drei Ärzten mit aufrechter Notarztqualifikation.

» Zumindest ein Facharzt für Anästhesiologie und Intensivmedizin muss in der Prüfungskommission sein.

» Anmeldung 10 Wochen vorher.

» Kandidaten müssen vorab alle Voraussetzungen erfüllen.

» Zwei Personen haben eine Prüfungsaufsicht zu gewährleisten.

» Ein Prüfungsprotokoll muss angefertigt werden.

» Das Ergebnis muss spätestens acht Wochen danach schriftlich kundgetan werden.

» Die Prüfung wird mit „bestanden" bzw. „nicht bestanden" beurteilt.

2.4. Prüfungsausschuss

Mit Juli 2019 trat der Prüfungsausschuss der Akademie der Ärzte zu einer konstituierenden Sitzung zusammen. Dieser besteht aus dem Vorsitzenden, das ist der aktuelle Notfall-Referent der ÖÄK, sowie drei Haupt- bzw. drei Ersatzmitgliedern. Als beratendes Mitglied stellte sich Univ.-Prof. Dr. *Lischka* von der Medizinischen Universität Wien zur Verfügung.

Im Rahmen der konstituierenden Sitzung wurde definiert:

» Prüfungsmodus

» Erstellung des Lernzielkatalogs („Blue print")

» Musterfragen

» Prüfungsablauf

» Prüfungstermine

» Benennung der Prüfer

Als Prüfungsmodus wurde SMP (= strukturierte mündliche Prüfung) festgelegt. Jeder Kandidat erhält vier Fragen in Form von Szenarien, wobei zwei davon praktisches und zwei theoretisches Wissen abfragen. Der Zeitrahmen für jede Frage wurde mit 15 Minuten gesetzt. Die maximale Punktezahl war unterschiedlich und ergab sich aus der Komplexität der Fragestellung. Als Bestehensgrenze wurde 75 % gesetzt.

Vorab wurde ein Lernziel-Katalog (= „Blue print") erstellt, der sich aus den Wissensgebieten, Fertigkeiten und Kompetenzen in Anlehnung an das Rasterzeugnis ergab. Jedes Szenario wurde mit den Lernzielen hinterlegt, sodass regelmäßig eine Kontrolle über die Erfüllung aller Lernzeile erfolgen konnte.

Auszug aus dem „Blue print":

Traumatologie:

» Versorgung von Patienten mit Schädelhirntrauma
» Versorgung von Patienten mit Wirbel-/Rückenmarksverletzungen
» Versorgung von Patienten mit Thoraxverletzungen
» Pleurapunktion, Thoraxdrainage
» Versorgung von Patienten mit abdominellen Verletzungen
» Versorgung von Patienten mit Extremitätenverletzungen
» Polytraumamanagement
» Sonnenstich, Hitzschlag, Verbrennung, Verbrühung

Innere Medizin

» Akuter Thoraxschmerz
» Akute Atemnot
» Herzrhythmusstörungen
» Kollaps, Synkope
» Hypertensiver Notfall
» Metabolische Notfälle
» Bauchschmerz
» EKG-Diagnostik

Neurologie

» Insult
» Krampfanfall
» Komaformen

Pädiatrie

» Pathophysiologie im Kindesalter
» Kinder-Reanimation
» Besonderheiten des kindlichen Traumas
» Atemnot im Kindesalter
» Der kardiale Notfall im Kindesalter
» Neurologische Notfälle im Kindesalter
» Exsikkose
» „Battered Child"

öGERN

Anästhesie

» Schock

» Grundlagen der Beatmung

» Intubation

» Management des schwierigen Atemwegs

» Nicht invasive Beatmung

» Analgesie im Notfall

» Sedierung im Notfall

» Notfallnarkose

» Alternative Zugangswege, zentraler Venenweg

2.5. Musterfragen

Als Anhaltspunkt für den Ablauf der Prüfung sind auf der Website der Akademie der Ärzte (abrufbar unter www.arztakademie.at) Musterfragen nachzulesen, die die Methodik näher erläutern und augenscheinlich machen.

Ein Beispiel – Musterfall 2: Sie werden als Notärztin/Notarzt zu einem Verkehrsunfall eines Motorradfahrers gerufen. Dieser wurde von einem LKW „überrollt". Bei Ankunft befindet sich der etwa 60-jährige Patient mit Sturzhelm, von einer Menschenmenge umringt, am Boden. Die Unfallstelle ist abgesichert, es ist Mittagszeit, Sonnenschein, die Straße ist trocken.
Befund: Der Patient reagiert adäquat auf Ansprache, kann sich an den Unfallhergang erinnern, halbsitzend, stützt sich selbst ab, gibt starke Schmerzen am rechten Unterschenkel an. Der Patient hat noch die volle „Motorrad-Montur" inklusive Motorradstiefel an, andeutungsweise sehen Sie eine Fehlstellung des rechten Unterschenkels.

Frage 1

Was machen Sie?

Ihre Antwort:

lösen
Richtige Antwort:

- Venöser Zugang
- Analgesie
- Ausziehen der Stiefel
- bzw. Aufschneiden der Motorradhose

Praktischer Teil: Helmabnahme (Puppe)

Frage 2

Wie geht es weiter?

Ihre Antwort:

lösen

Richtige Antwort:

- Entkleiden
- Standard Monitoring
- Chir. traumatologischer Check
- Überprüfung Motorik-Durchblutung-Sensibilität
- Tasten der Arteria dorsalis pedis

Ergebnis: HF: 114/min, RR: 167/90, S_pO_2 97 %; Caput und Collum frei, keine sichtbaren Prellmarken am Thorax, auskultatorisch frei, Abdomen frei, Becken stabil, neurologisch keine Defizite; offene Wunde am rechten Innenknöchel, Fehlstellung im oberen Sprunggelenk, Knochen ragt aus der Wunde; Haut um die Läsion weiß; kann die Zehen bewegen, Zehen durchblutet, Sensibilität im Bereich des Innenknöchels abgeschwächt bzw. schmerzempfindlich, Puls der Arteria dorsalis pedis tastbar.

Es folgen dann noch Fragen 3–7.

2.6. Prüfungsablauf und Feedback der ersten Teilnehmer

Im Rahmen der Prüfung erhalten die Prüfer eine Examinatoren-Unterlage mit den erwarteten richtigen Antworten, sodass auch im Rahmen der Beurteilung eine objektive Sachlichkeit gewährleistet ist.

Bislang gab es drei Prüfungstermine, wobei aufgrund von COVID nur zwei stattfinden konnten. Von den angetretenen 32 Kandidaten haben 31 die Prüfung bestanden.

Die Teilnehmer wurden aufgefordert, auf Feedbackbögen ihre Einschätzung zur Notarztprüfung anzugeben. Das Echo war durchwegs positiv, die Prüfung wurde als adäquat eingestuft. Auf der Folgeseite sehen Sie eine Auswertung des Feedbackbogens.

öGERN

Ausgewertete Fragebögen:	21
Kandidaten gesamt:	21

Die Prüfungsvorbereitung	1	2	3	4	5	k.A.	MW
Ich bin der Meinung gut für die Tätigkeit als Notärztin / Notarzt vorbereitet worden zu sein.	12	9	0	0	0	0	1,4
Gezieltes individuelles Lernen für die Prüfung ist notwendig.	16	4	0	1	0	0	1,3

Prüfung	1	2	3	4	5	k.A.	MW
Das Lernen für die Prüfung hat sich positiv auf meine notärztliche Tätigkeit ausgewirkt.	14	2	4	0	0	1	1,5
Die Prüfung fordert Gedankengänge, die in der Praxis wichtig sind.	15	3	3	0	0	0	1,4
Die Prüfungsaufgaben sind für die Feststellung der Qualifikation als Notärztin / Notarzt relevant.	17	3	1	0	0	0	1,2
Die Abbildungen sind von guter Qualität und aussagekräftig.	14	6	0	0	0	1	1,3

Welche Gesamtnote geben Sie	1	2	3	4	5	k.A.	MW
den Informationen rund um die Prüfung?	13	7	1	0	0	0	1,4
dem Prüfungsablauf vor Ort?	19	2	0	0	0	0	1,1

Fanden Sie die Prüfung insgesamt:	sehr schwer	schwierig	adäquat	leicht	sehr leicht	k.A.
	0	3	16	2	0	0

3. Kritische Schlussbemerkung

Die Prüfer sehen in einer Gewichtung der Antworten bzw. auch der Möglichkeit rein „theoretische" Fragen zu stellen ein gewissen Verbesserungspotenzial. Insgesamt sehen die Prüfer es jedoch als sehr schwierig, eine österreichweit einheitliche Prüfung abzuhalten, wenn keine einheitlichen Prüfungsunterlagen vorhanden sind. Aktuell gibt es in Österreich zwölf verschiedene Notarztkurse mit jeweils 30–40 Lehrenden und inkongruenten Lernunterlagen.

Quellen / Literatur:

» Bundesgesetz über die Ausübung des ärztlichen Berufes und die Standesvertretung der Ärzte

» Muster-Prüfungsfragen zur notärztlichen Abschlussprüfung von der Akademie der Ärzte (abrufbar unter www.arztakademie.at, zuletzt am 9.1.2021)

» Notärztinnen/Notärzte-Verordnung der Österreichischen Ärztekammer (NA-V) vom 21.06.2019, Kundmachung Nr. 1/2019

öGERN

Sanitätergesetz: Änderungen aufgrund COVID

1. Einleitung
2. Tätigkeitsbereich
3. Berufsmodul
4. Ruhen und Erlöschen der Tätigkeitsberechtigung
5. Fortbildungspflicht
6. Schlussbemerkung

Dr. Maximilian Burkowski
ist Jurist und Rechtsanwalt in Linz; ehrenamtlicher Sanitäter (NFS-NKV) und Lehrender im Rettungsdienst. Er hat bereits zahlreiche Publikationen zum Medizinrecht mit Schwerpunkt Rettungswesen und Notfallmedizin verfasst und ist im Team des ÖGERN-Vorstandes.

Mail: maximilian@burkowski.net
Web: www.ra-recht.at

öGERN

1. Einleitung

Das Sanitätergesetz (SanG) trat mit 1.7.2002 in Kraft. Bis Ende 2019 wurde das SanG insgesamt acht Mal novelliert, wobei bei gesamthafter Betrachtung im Vergleich zur Stammfassung lediglich kleinere Anpassungen und Ergänzungen bzw. Klarstellungen vorgenommen wurden. Wie auch (beinahe) sämtliche andere Gesundheitsberufsgesetze wurde das SanG im Frühjahr 2020 innerhalb weniger Wochen im Zusammenhang mit der COVID-19-Pandemie mehrmals novelliert, nämlich durch das 2., 3. und 13. COVID-19-Gesetz, eine weitere Novellierung erfolgte Mitte Dezember 2020 (BGBl. I 2020/136).

Die neuen – zeitlich befristet geltenden – Bestimmungen greifen teilweise durchaus tief in die Systematik des SanG ein, dies insbesondere im Hinblick auf das Ruhen und Erlöschen der Tätigkeitsberechtigung bzw. wird auch der Tätigkeitsbereich um Tätigkeiten erweitert, die grundsätzlich nicht im Zusammenhang mit dem Rettungsdienst stehen (Stichwort: „Impfen durch Sanitäter"). Im Folgenden werden die wesentlichen Eckpunkte der Änderungen im SanG aufgrund der COVID-19-Situation (zum Stichtag 31.12.2020) dargestellt.

2. Tätigkeitsbereich

2.1. COVID-Tests
§ 9 Abs. 1 SanG regelt den Tätigkeitsbereich von Rettungssanitätern sowie aufgrund des Verweises in § 10 Abs. 1 Z. 1 SanG auch einen Teil des Tätigkeitsbereiches von Notfallsanitätern. In § 9 Abs. 1 SanG wurden die Ziffern 3a sowie 3b eingeführt und der Tätigkeitsbereich um folgende Tätigkeiten erweitert:

Z. 3a. Durchführung von Abstrichen aus Nase und Rachen einschließlich Durchführung von Point-of-Care-Covid-19-Antigen-Tests zu diagnostischen Zwecken im Kontext insbesondere einer Pandemie;
Z. 3b. Blutentnahme aus der Kapillare zur Bestimmung von Antikörpern im Kontext einer Pandemie;

In den Materialien (Initiativanträgen) wird diesbezüglich angemerkt, dass durch die neuen Ziffern 3a bzw. 3b klargestellt wird, dass die Abstrichnahme aus Nase und Rachen zu diagnostischen Zwecken im Zusammenhang mit einer Pandemie sowie die Blutentnahme aus der Kapillare zur Bestimmung von Antikörpern auf Grund einer SARS-CoV-2-Infektion zur Bekämpfung der Ausbreitung des Erregers SARS-CoV-2 (COVID-19) von Sanitätern durchgeführt werden darf.

Zuletzt wurde vor dem Hintergrund der verstärkten Test-Strategie („Massentests") und des dafür erforderlichen (zahlreichen) Personals durch BGBl. I 2020/136 noch (klarstellend) hinzugefügt, dass die Abstrichnahme auch die Durchführung von Point-of-Care-Covid-19-Antigen-Tests umfasst. Die ersten derartigen Massentests haben allerdings bereits vor dem Inkrafttreten dieser Ergänzung stattgefunden, was aus meiner Sicht allerdings unproblematisch war, da auch die ursprüngliche Fassung (jedenfalls bei extensiver Auslegung) die Durchführung von Abstrichen und das daran anschließende Ablesen bzw. Feststellen der Ergebnisse im Rahmen von Antigen-Massentests umfasst hat.

Die Blutentnahme aus der Kapillare war bisher bereits im Zusammenhang mit der Notfalldiagnostik („Blutzucker-Messung") ausdrücklich in § 9 Abs. 1 Z. 1 SanG geregelt, sodass sämtliche Sanitäter bereits bisher in der entsprechenden Technik bzw. Durchführung geschult wurden. Im Unterschied dazu muss aus Gründen der Qualitätssicherung sowie auch zur Vermeidung von Haftung durch die Rettungsorganisation (Einrichtung nach § 23 SanG) vorab eine entsprechende Schulung jener Sanitäter erfolgen, die Abstriche aus Nase und Rachen durchführen sollen. Jedenfalls müssen auch erforderliche Einschulungen nach den für die jeweiligen (Medizin-)Produkte geltenden Bestimmungen erfolgen.

In der Praxis sind diese Erweiterungen des Tätigkeitsbereiches im Zuge der Pandemie-Bekämpfung von hoher Relevanz, da quer durch Österreich ein wesentlicher Teil der Testungen von Sanitätern durchgeführt wird.

2.2. Impfungen
Mit Blick auf die erste Zulassung eines COVID-19-Impfstoffes wurde nach kurzer, aber intensiver Diskussion mit BGBl. I 2020/136 Mitte Dezember 2020 der Tätigkeitsbereich von Rettungssanitätern um das Impfen von erwachsenen Personen erweitert (§ 9 Abs. 3 SanG):

Rettungssanitäter sind im Rahmen der Bekämpfung der Ausbreitung des Erregers SARS-CoV-2 (COVID-19) berechtigt, in strukturierten Einrichtungen Impfungen gegen den Erreger SARS-CoV-2 (COVID-19) an Erwachsenen unter folgenden Voraussetzungen durchzuführen:

» Vor der Aufnahme dieser Tätigkeit hat eine theoretische und praktische Schulung durch den verantwortlichen Arzt der jeweiligen Einrichtung gemäß § 23 Abs. 1 zu erfolgen, der eine Bestätigung über das Vorliegen der erforderlichen Kenntnisse und Fertigkeiten auszustellen hat.

» Die Durchführung erfolgt auf ärztliche Anordnung und unter ärztlicher Aufsicht.

Zunächst war geplant, dass nur Sanitäter impfen dürfen, die über eine Tätigkeits- bzw. Berufsausübung von mindestens 2.000 Stunden innerhalb der letzten fünf Jahre verfügen. Diese Einschränkung wurde allerdings im Zuge des parlamentarischen Prozesses fallen gelassen und festgelegt, dass eine theoretische und praktische Schulung sowie eine entsprechende Bestätigung der Eignung durch den verantwortlichen Arzt der jeweiligen Einrichtung („Chefarzt") zu erfolgen hat.

Meiner Einschätzung nach muss der Chefarzt die Schulungen nicht zwingend persönlich vornehmen, er kann dies an andere entsprechend geeignete Ärzte delegieren. Der Chefarzt hat die Inhalte der theoretischen und praktischen Schulung vorzugeben, muss die Umsetzung kontrollieren, die Eignung bestätigen und haftet hierfür auch. Festzuhalten ist allerdings, dass § 9 Abs. 3 Z. 1 SanG bei strenger Wortlautinterpretation auch dahingehend verstanden werden kann, dass die Schulungen persönlich durch den Chefarzt vorzunehmen sind, was es allerdings den meisten Rettungsorganisationen faktisch verunmöglichen würde, eine größere Anzahl an Sanitätern entsprechend auszubilden.

Eine reine Online-Schulung (e-learning) ist jedenfalls nicht möglich, zumal ausdrücklich auch eine praktische Schulung vorgesehen ist. Der Schulungsumfang wird je nach Kompetenz (RS, NFS, NFS-NKA/NKV) variieren können. In diesem Zusammenhang hat die ÖGERN im Zuge einer Stellungnahme im Dezember 2020 insbesondere darauf hingewiesen, dass Notfallsanitätern z.B. der sichere Umgang mit Injektionsmaterial bestens vertraut ist und die Ausbildung in den allgemeinen Notfallkompetenzen „Arzneimittellehre" und „Venenzugang und Infusion" eine vertiefte Ausbildung in pharmakologischen Grundlagen, Indikationen und Risiken der Arzneimittel sowie die Qualifikation der Punktion peripherer Venen umfasst.

Im Unterschied zu den in § 9 Abs. 1 SanG angeführten Tätigkeiten ist für die Durchführung der Impfung eine ärztliche Anordnung und ärztliche Aufsicht in der strukturierten Einrichtungen zwingend erforderlich.

2.3. Zeitliche Befristung der neuen Befugnisse

Die soeben dargestellten neuen Kompetenzen gelten nur im Rahmen der Bekämpfung der Ausbreitung des Erregers SARS-CoV-2 (COVID-19); Berechtigungen auf Grund dieser Bestimmungen bestehen noch weiter, längstens bis zum Ablauf des 31.12.2021 (§ 64 Abs. 10 SanG).

3. Berufsmodul

Die berufsmäßige Ausübung von Tätigkeiten des Sanitäters setzt die erfolgreiche Absolvierung der Ausbildung zum Rettungssanitäter bzw. zum Notfallsanitäter und des Berufsmoduls voraus (§§ 14 Abs. 4, 43 Abs. 1 SanG). Eine berufliche Tätigkeit als Sanitäter kann daher grundsätzlich erst nach erfolgreicher Absolvierung des Berufsmoduls ausgeübt werden. Diesbezüglich gab es bisher auch keine Ausnahme, sondern lediglich die Möglichkeit zur Anrechnung des Berufsmoduls, wenn z.b. bereits eine Ausbildung in bestimmten anderen Gesundheitsberufen absolviert wurde. Im Zusammenhang mit der Covid-19-Pandemie wurde allerdings nunmehr eine bis 31.12.2021 zeitlich befristete Ausnahme geschaffen:

Bei einer Pandemie ist die erfolgreiche Absolvierung des Berufsmoduls nicht Voraussetzung für die berufsmäßige Ausübung von Tätigkeiten des Sanitäters (§§ 14 Abs. 4, § 43 Abs. 3 SanG).

Einzelne Rettungsorganisationen können aber weiterhin auf eine erfolgreiche Absolvierung des Berufsmoduls vor Abschluss eines Dienstvertrages bestehen. Darüber hinaus kann sich diese Bestimmung nur auf ab dem 22.3.2020 abgeschlossene Dienstverhältnisse beziehen; erst zu diesem Zeitpunkt wurde die Ausnahme wirksam.

Aufgrund der zeitlichen Befristung müssen nach meiner Einschätzung Sanitäter, die ohne bereits erfolgte Absolvierung des Berufsmoduls im Rahmen eines Dienstverhältnisses beschäftigt werden, das Berufsmodul bis spätestens 31.12.2021 absolvieren, wenn das Dienstverhältnis über diesen Zeitpunkt hinaus fortgesetzt werden soll.

4. Ruhen und Erlöschen der Tätigkeitsberechtigung

Die Berufs- und Tätigkeitsberechtigung als Sanitäter ist mit jeweils zwei Jahren befristet. Zur Verlängerung der Berufs- und Tätigkeitsberechtigung bedarf es der Absolvierung von Fortbildungen (§ 50 SanG) und einer Rezertifizierung (§ 51 SanG).

Die Berechtigung ruht dementsprechend, wenn – auch nach Verstreichen der Toleranzfrist – der Verpflichtung zur Fortbildung nicht nachgekommen wird, eine rechtzeitige Rezertifizierung nicht erfolgt ist oder die arbeitsplatzbezogene gesundheitliche Eignung nicht mehr gegeben ist (§ 26 Abs. 1 SanG).

Eine ruhende Berechtigung kann nach der Systematik des Gesetzes „wiederaufleben" (§ 26 Abs. 2 SanG). Dies z.B. dadurch, dass der Verpflichtung zur Fortbildung im fehlenden Ausmaß nachträglich nachgekommen und hierüber eine Erfolgskontrolle erfolgreich absolviert wird.

Die Berechtigung erlischt, wenn das Gesamtausmaß der nachzuholenden Fortbildungsstunden die Dauer von 100 Stunden übersteigt (§ 26 Abs. 3 SanG). Nach Erlöschen ist eine neuerliche Tätigkeit als Sanitäter erst durch Absolvierung der gesamten (Rettungs-) Sanitäterausbildung wieder möglich.

Von diesem Konzept (Ruhen – Wiederaufleben – Erlöschen) wurde nunmehr zeitlich befristet bis 31.3.2021 gänzlich abgegangen: § 26 Abs. 1 Z. 1 und Z. 2 sowie § 26 Abs. 3 SanG gelten nicht für den Einsatz von Sanitätern während einer Pandemie (§ 26 Abs. 4 SanG).

Die Pflicht zur Absolvierung von Fortbildungen und einer Rezertifizierung sowie die Bestimmung betreffend Erlöschen der Berechtigung gelten daher bis 31.3.2021 nicht. Im Ergebnis bedeutet dies, dass Sanitäter, deren Berufs- und Tätigkeitsberechtigung bereits ruht oder sogar erloschen ist, wieder tätig werden dürfen.

In den Materialien (Initiativantrag) wird dazu Folgendes angemerkt: Um das Potential an für den Einsatz im Rettungsdienst qualifizierten Personen insbesondere Personen, die in jüngerer Vergangenheit den Zivildienst im Rahmen des Rettungsdienstes absolviert haben, bzw. Personen, die aktuell nicht mehr im Rettungsdienst tätig sind, ausschöpfen zu können, wird für den Einsatz dieser Personen bei einer Pandemie von der verpflichtenden Fortbildung bzw. Rezertifizierung abgesehen.

Die Ausnahme ermöglicht während einer Pandemie nicht nur den Einsatz von Personen, die in jüngerer Vergangenheit den Zivildienst im Rahmen des Rettungsdienstes absolviert haben, sondern grundsätzlich sämtlicher Personen, die jemals eine Ausbildung zum Sanitäter nach dem SanG absolviert haben. Der Einsatz ist auch nicht auf die Durchführung von Abstrichen oder den Krankentransport beschränkt, sondern kann (nach dem Wortlaut) auch eine Tätigkeit im Bereich des (Notfall-) Rettungsdienstes erfolgen.

Anzumerken ist allerdings, dass der Sorgfaltsmaßstab (§ 1299 ABGB, § 4 SanG) nicht eingeschränkt oder herabgesetzt wurde, sodass auch Sanitäter, deren Berechtigung grundsätzlich ruht bzw. erloschen ist, die Versorgung nach Maßgabe der aktuellen fachlichen und wissenschaftlichen Erkenntnisse und Erfahrungen durchzuführen haben und dafür der Sanitäter sowie auch die Rettungsorganisation gegenüber dem Patienten haften. Dementsprechend sind diese Sanitäter aus Gründen des Qualitätsmanagements und der Haftungsvermeidung von der Rettungsorganisation (Einrichtung nach § 23 SanG) vor Ausübung der Tätigkeit insbesondere hinsichtlich der seit ihrem (letzten) Ausscheiden relevanten Neuerungen zu schulen. Der konkrete Schulungsumfang wird daher im Einzelfall (stark) variieren können und müssen, je nach Dauer seit der letzten Tätigkeit als Sanitäter bzw. seit Absolvierung der letzten (regulären) Schulungen sowie im Hinblick auf den geplanten Einsatzbereich. Ebenso muss jedenfalls die arbeitsplatzbezogene gesundheitliche Eignung vorliegen, was ebenfalls von der jeweiligen Rettungsorganisation zu prüfen ist.

Sanitäter, deren Berechtigung (derzeit) ruht und die auch über den 31.3.2021 hinaus eine Tätigkeit als Sanitäter ausüben möchten, müssen aus meiner Sicht die entsprechenden Schulungen sowie die Erfolgskontrolle bzw. die Rezertifizierung vor dem 31.3.2021 nachholen, damit es rechtzeitig zu einem Wiederaufleben der Tätigkeitsberechtigung (im Sinne des § 26 Abs. 2 SanG) kommt. Die Berechtigung zur Ausübung der Tätigkeit aufgrund der Sonderregelung des § 26 Abs. 4 SanG gilt nämlich längstens bis zum Ablauf des 31.3.2021 (§ 64 Abs. 9 SanG).

Für Personen, deren Berechtigung bereits erloschen ist, besteht auf Basis der derzeit geltenden Bestimmungen keine Möglichkeit, ohne erfolgreiche Absolvierung der gesamten (Rettungs-) Sanitäterausbildung inklusive kommissioneller Abschlussprüfung nach dem 31.3.2021 als Sanitäter tätig zu sein. Allenfalls kann eine Anrechnung von gewissen Teilen der Ausbildung nach § 48 SanG erfolgen.

5. Fortbildungspflicht

Zur Verlängerung der Berufs- und Tätigkeitsberechtigung um jeweils zwei Jahre bedarf es der Absolvierung von 16 Stunden Fortbildungen und einer Rezertifizierung der Kenntnisse und Fertigkeiten im Bereich der Herz-Lungen-Wiederbelebung einschließlich der Defibrillation mit halbautomatischen Geräten innerhalb von zwei Jahren („Fortbildungszeitraum"). Der Lauf der Frist beginnt jeweils mit dem der erstmaligen Erlangung einer Tätigkeitsberechtigung als Sanitäter folgenden Monatsersten („Stichtag"). Der (ursprüngliche) Stichtag ist daher durch die erstmalige Erlangung der Tätigkeitsberechtigung „fixiert", sofern nicht im Einvernehmen zwischen Rettungsorganisation und Sanitäter ein abweichender Stichtag festgesetzt wurde.

Die Fortbildungen sowie die Rezertifizierung können auch innerhalb der Toleranzfrist („zusätzliches Jahr") absolviert werden, wobei dies keinen Einfluss auf den Beginn des nächsten zweijährigen Fortbildungszeitraum hat. Durch die Inanspruchnahme der Toleranzfrist kommt es daher im Ergebnis nicht zu einem „Ersparen von Fortbildungsstunden".

Im Zusammenhang mit der COVID-Pandemie wurde folgende Sonderregelung in das SanG eingefügt: In die Fristen zur Aufrechterhaltung der Berufs- und Tätigkeitsberechtigungen wird der Zeitraum von 22. März 2020 bis 21. März 2021 nicht eingerechnet (§ 64 Abs. 9 SanG).

Aus den Materialien (Initiativantrag) ergibt sich, dass es sich um eine Fortlaufshemmung handelt, sodass im Ergebnis der aktuelle Fortbildungszeitraum für alle Sanitäter, deren Stichtag am oder vor dem 22.3.2020 liegt, um (genau) ein Jahr „verlängert" wird. Die Sonderregelung wirkt sich daher im Ergebnis auch auf den Beginn des nächsten und aller weiteren Fortbildungszeiträume aus, da diese um ein Jahr „nach hinten verschoben" werden.

Beispiel 1:
» Rettungssanitäterprüfung am 14.7.2018, daher Stichtag: 1.8.2018
» Fortbildungszeiträume (ohne Sonderregelung): 1.8.2018 bis 31.7.2020, 1.8.2020 bis 31.7.2022, usw. (zusätzlich kann z.B. die Toleranzfrist [bis 31.7.2021] in Anspruch genommen werden, allerdings führt dies nicht zu einer Verlegung des nächsten Fortbildungszeitraums, dieser beginnt trotzdem mit 1.8.2020).
» Fortbildungszeiträume unter Berücksichtigung der Sonderregelung: 1.8.2018 bis 31.7.2021, 1.8.2021 bis 31.7.2023, usw.

Beispiel 2:
» Rettungssanitäterprüfung am 11.3.2017, daher Stichtag: 1.4.2017
» Fortbildungszeiträume (ohne Sonderregelung): 1.4.2017 bis 31.3.2019, 1.4.2019 bis 31.3.2021, 1.4.2021 bis 31.3.2023, usw.
» Fortbildungszeiträume unter Berücksichtigung der Sonderregelung: 1.4.2017 bis 31.3.2019, 1.4.2019 bis 31.3.2022, 1.4.2022 bis 31.3.2024, usw.

Ein wesentlicher Unterschied zwischen der Toleranzfrist und der Sonderregelung liegt also darin, dass die Sonderregelung zu einer tatsächlichen Verschiebung der weiteren (nächsten) Fortbildungszeiträume führt. Die Toleranzfrist kann aber nach meiner Ansicht auch im Anschluss an den verlängerten Fortbildungszeitraum in Anspruch genommen werden, zumal der Wortlaut des Gesetzes diesbezüglich nicht unterscheidet.

Abweichend ist die Situation bei Sanitätern, deren Stichtag nach dem 22.3.2020 liegt (z.B. Absolvierung der Rettungssanitäterprüfung im Juli 2020, daher Stichtag 1.8.2020). Bei diesen Sanitätern führt die Sonderregelung nämlich dazu, dass der Fortbildungszeitraum nicht genau um ein Jahr verlängert wird. Im Ergebnis bewirkt die Sonderregelung in diesem Fall, dass der Zeitraum vom Stichtag bis (inklusive) 21.3.2021 nicht in den Fortbildungszeitraum einzurechnen ist, sodass der zweijährige Fortbildungszeitraum faktisch (erst) mit dem 22.3.2021 beginnt.

Beispiel 3:

» Rettungssanitäterprüfung am 25.7.2020, daher Stichtag: 1.8.2020
» Fortbildungszeiträume (ohne Sonderregelung): 1.8.2020 bis 31.7.2022, 1.8.2022 bis 31.7.2024, 1.8.2024 bis 31.7.2026, usw.
» Fortbildungszeiträume unter Berücksichtigung der Sonderregelung: 1.8.2020 bis 21.3.2023 (Hemmung für den Zeitraum 1.8.2020 bis 21.3.2021), 22.3.2023 bis 21.3.2025, 22.3.2025 bis 21.3.2027 usw.

Die nachfolgenden Fortbildungszeiträume beginnen daher nicht mehr (jedes zweite Jahr) jeweils mit 1.8., sondern mit 22.3.

Gemäß § 15 Abs. 3 SanG kann dahingehend Einfluss auf den Lauf der Fortbildungsfrist genommen werden, dass im Einvernehmen zwischen Rettungsorganisation (Einrichtung nach § 23 SanG) und Sanitäter ein abweichender Stichtag festgelegt wird. Dies ist nur dann möglich, wenn dadurch der Fortbildungszeitraum nicht ausgedehnt wird. Die Verlegung des Stichtages kann immer nur zu einer Verkürzung des Fortbildungszeitraums führen. In der Praxis wird von einigen Rettungsorganisationen der Stichtag so „verlegt", dass die Fortbildungszeiträume jeweils mit 31.12. enden. Unproblematisch ist dies wiederum in sämtlichen Fällen, bei denen der Fortbildungszeitraum am oder vor dem 22.3.2020 begonnen hat. Auch in diesen Fällen wird der Fortbildungszeitraum aufgrund der Fristenhemmung um (genau) ein Jahr verlängert.

Beispiel 4:

» Rettungssanitäterprüfung am 14.7.2019, Rettungsorganisation vereinbart mit dem Sanitäter als Stichtag den 31.12.
» Fortbildungszeiträume (ohne Sonderregelung): 1.8.2019 bis 31.12.2020, 1.1.2021 bis 31.12.2022, usw.
» Fortbildungszeiträume unter Berücksichtigung der Sonderregelung: 1.8.2019 bis 31.12.2021, 1.1.2022 bis 31.12.2023, usw.

Erfolgt die Absolvierung der Rettungssanitäterprüfung hingegen nach dem 22.3.2020 so empfiehlt sich, sofern die Fortbildungszeiträume in Zukunft jeweils mit 31.12. enden sollen, aus meiner Sicht eine Gestaltung dahingehend, dass der erste Fortbildungszeitraum mit 31.12.2022 endet. Dies ist deshalb zulässig, weil der Zeitraum zwischen der Absolvierung der Prüfung und dem 21.3.2021 aufgrund der Fortlaufshemmung nicht zu berücksichtigen ist.

Beispiel 5:

» Rettungssanitäterprüfung am 25.7.2020

» Der erste Fortbildungszeitraum endet daher unter Berücksichtigung der Sonderregelung am 21.3.2023 (siehe Beispiel 3)

» Zulässig ist daher eine abweichende Vereinbarung, wonach der Fortbildungszeitraum mit 31.12.2022 endet; insofern kommt es nämlich zu einer zulässigen Verkürzung des Fortbildungszeitraum; der nächste Fortbildungszeitraum beginnt dann mit 1.1.2023.

Eine zusätzliche Fortbildungspflicht im Umfang von 40 Stunden innerhalb von fünf Jahren ist für Lehrsanitäter vorgesehen (§ 47 Abs. 2 SanG). Die Bestimmung des § 64 Abs. 9 SanG ist ihrem Wortlaut nach nicht unmittelbar auf die Fortbildungspflicht für Lehrsanitäter anwendbar, weil es sich dabei nicht um eine Berufs- bzw. Tätigkeitsberechtigungen im Sinne des SanG handelt. Aus meiner Sicht ist allerdings eine analoge Anwendung vertretbar, zumal jene Gründe – insbesondere faktische Probleme betreffend die Durchführung von Fortbildungen aufgrund der Covid-19-Pandemie –, die für die Sonderregelung hinsichtlich der Fortbildungen als Sanitäter genannt werden, auch auf die Fortbildung für Lehrsanitäter übertragbar sind.

6. Schlussbemerkung

Aufgrund der Covid-19-Pandemie erfolgten im Jahr 2020 insgesamt vier Novellierungen des SanG, wobei zeitlich befristete Sonderbestimmungen betreffend die Berufsausübung ohne Absolvierung des Berufsmoduls, die Verlängerung des Fortbildungszeitraums, das (Nicht-) Ruhen und Erlöschen der Tätigkeitsberechtigung sowie betreffend die Ausweitung des Tätigkeitsbereiches erlassen wurden.

Abschließend ist noch anzumerken, dass der Beruf bzw. die Tätigkeiten des Sanitäters nur in Einrichtungen nach § 23 SanG ausgeübt werden dürfen, sodass z.B. eine freiberufliche Tätigkeit als Sanitäter bzw. ein freiberufliches Anbieten von Antigen-Tests oder Impfungen durch Sanitäter nicht zulässig ist.

Quellen / Literatur:

» *Burkowski/Halmich*, Sanitätergesetz (2016)
» *Halmich*, Recht für Sanitäter (2021)
» *Hausreither/Kanhäuser*, Sanitätergesetz (2004)
» Initiativanträge 397/A, 402/A, 485/A und 1120/A, je XXVII. GP (abrufbar unter www.parlament.gv.at, zuletzt am 9.1.2021)
» *Jochum*, Kompetenzen österreichischer Rettungs- und Notfallsanitäter (2018)
» ÖGERN, Stellungnahme zur Klarstellung der unterschiedlichen Kompetenzen der Sanitäter*innen im Rahmen der Impf-Befugnis-Diskussion (2020), abrufbar unter www.oegern.at

öGERN

Zukunft Rettungsdienst: Quo vadis, Berufsbild?

Bundesverband Rettungsdienst (BVRD.at)

Beim BVRD.at handelt es sich eine organisationsübergreifende Plattform für alle im präklinischen Gesundheitsbereich Tätigen. Sie engagieren sich für die Weiterentwicklung einer hochwertigen präklinischen Versorgung und stellen in unserer Herangehensweise den Patienten im Mittelpunkt. Sie verstehen sich als Fachvertretung und Interessensgemeinschaft aller im präklinischen Bereich tätigen Personen, insbesondere der Sanitäterinnen und Sanitäter aller Ausbildungsstufen. Sie sind eine Anlaufstelle für Privatpersonen, Organisationen, öffentliche Einrichtungen und Medien, denen ein modernes, patientenorientiertes Rettungswesen ein Anliegen ist.

Web: http://bvrd.at

» Welche Anforderungen müssen Sanitäter erfüllen, um den aktuellen und künftigen Herausforderungen im Sinne einer patientnenorientierten und bedarfsgerechten Versorgung zu entsprechen?

» Wie lässt sich daraus ein neues, attraktives Berufsbild für Sanitäter entwickeln?

Im Rahmen der Initiative Zukunft Rettungsdienst beschäftigen sich Sanitäter österreichweit und organisationsübergreifend seit Jahresbeginn auf Basis der oben genannten Fragestellungen mit dem Ziel, ihre Berufsgruppe weiterzuentwickeln und attraktiver zu machen.

Anlass für die Auseinandersetzung war die Diskussion um eine bevorstehende Novellierung des Sanitätergesetzes (SanG), die im öffentlichen und politischen Diskurs kaum Beachtung findet. Die große Sorge lautet, dass der Rettungsdienst als Säule einer rund um die Uhr verfügbaren, wohnortnahen Primärversorgung und als Gesundheitsdienstleister im Notfall übersehen wird. Gerade tiefgreifende Veränderungen wie eine Gesetzesnovellierung erfordern Diskurs und die Einbeziehung einer breiten Basis von Betroffenen. Eine Novellierung bietet die Chance, nachhaltige Veränderungen auf wissenschaftlicher Grundlage und einem Dialog mit den Sanitätern zu erreichen. Nach unserer Kenntnis wurde jedoch bisher die Chance versäumt, sowohl gegenwärtige wissenschaftliche bzw. evidenzbasierte Standards für ein Berufsbild heranzuziehen als auch Sanitäter aus Österreich nach ihren Erwartungen und Vorstellungen zu befragen.

Engagierte Sanitäter gründeten daher im Februar 2020 das Forum „Zukunft Rettungsdienst". In regelmäßig stattfindenden Online-Treffen fanden Vorträge und Diskussionen statt. Es wurden Ideen entwickelt und schließlich gemeinsame Forderungen formuliert. Damit soll ein aktiver Impuls in Richtung Beteiligung von Sanitäter gesetzt werden, um aktiv an deren Berufsbild mitzuwirken.

Wir Sanitäter halten eine grundlegende Veränderung des Rettungsdienstes für notwendig, um angesichts bestehender und zukünftiger Herausforderungen eine hochwertige Versorgung zu gewährleisten. Die Herausforderungen sind vielfältig, weitreichend und umfassen folgende Aspekte:

» Demographische Verschiebung der Altersstruktur in Österreich hin zu Älteren und eine damit einhergehende, erwartbare deutliche Zunahme von (Notfall-)Patienten, die den Rettungsdienst beanspruchen.

» Veränderung der Einsatzindikationen weg von Unfällen und Verletzungen hin zu internistischen Erkrankungen und chronischen Verläufen, bedingt durch gestiegene Sicherheitsstandards und die Folgen einer Wohlstandsgesellschaft.

» Kontinuierlich steigendes Fahrtenaufkommen in den Rettungsorganisationen, vor allem im Kranken-, aber auch im Rettungstransport.

» Die Interventionsstrategie des Rettungsdienstes ist hauptsächlich auf Hospitalisierung ausgerichtet. Dadurch kommt es häufig vor, dass Regionen über einen längeren Zeitraum ohne Rettungsmittel bleiben.

» Eine Vielzahl chronisch kranker, multimorbider Notfallpatienten.

» „Drehtürpatienten", die den Rettungsdienst in steigender Frequenz beanspruchen.

» Rückgang flächendeckender Versorgung durch niedergelassene Allgemeinmediziner.

» Über- und Fehlbeanspruchung von Sonderrettungsmitteln aufgrund mangelnder Verfügbarkeit von Hausärzten und des geringen Ausbildungsstandes der Sanitäter.

» Steigende Zahl von Patienten mit sozialen bzw. psychosozialen Problemen und Anliegen, wie z.b. Einsamkeit, Obdachlosigkeit, Überforderung pflegender Angehöriger, Abhängigkeit, psychische Erkrankungen.

» Die als gesundheitliche Ungleichheit beschriebene strukturelle Benachteiligung von Bevölkerungsgruppen, wie z.b. Menschen mit Migrationshintergrund, Arbeitslose, etc.

» Zivildienermangel aufgrund geburtenschwacher Jahrgänge und steigender Anzahl von untauglichen Zivildienern, der hohe Kosten für die Rettungsorganisationen verursacht.

» Veränderung im Engagement vieler Freiwilliger, die ihre Tätigkeit kürzer ausüben.

» Drohender Personalmangel im Rettungsdienst.

» Die derzeitige gesetzliche Regelung, insbesondere auch durch neun verschiedene Landesrettungsgesetze, sorgt für ein uneinheitliches Versorgungsbild, was die Ausbildungsstufe der Besatzung, die Ausstattung und die Vorgangsweise der Rettungsdienste betrifft.

» Tatsächliche Ausbildungsdauer, Inhalte sowie Kriterien für den Einsatz im Rettungs- oder Krankentransport variieren je nach österreichischer Region bzw. Organisation.

öGERN

Nach Ansicht des BVRD.at braucht es aus den folgenden Gründen eine umfangreiche Auseinandersetzung mit anschließender Etablierung eines Berufsbildes der Sanitäter:

» International führten umfangreiche Bestrebungen zur Professionalisierung im Bereich des Rettungsdienstes und schließlich zur Schaffung eines etablierten Berufsbildes (Deutschland, Schweiz, Ungarn, Tschechische Republik, Großbritannien, USA).

» Es hat sich eine wissenschaftliche Disziplin zur Erforschung des Rettungsdienstes etabliert, in der Österreich kaum eine Rolle spielt.

» Die gewerkschaftliche Vertretung der Interessen der Sanitäter ist je nach Organisation und Bundesland unterschiedlich. Teilweise sind sie auch in anderen Berufsgruppen inbegriffen, was eine koordinierte Vertretung zusätzlich erschwert.

» Gesundheitsberufe, insbesondere die Pflege, haben sich in den letzten Jahren stark professionalisiert.

» Eine rasche und professionelle Versorgung von Patienten führt zu einer Verbesserung des Behandlungsverlaufs und damit zu einer Kostenreduktion im Gesundheitswesen.

» Unabhängig vom Status (ehrenamtlich, beruflich, Zivildiener) wird dieselbe Verantwortung und Professionalität von Sanitätern im Einsatz erwartet. Der Rettungsdienst bleibt aber der einzige Tätigkeitsbereich im Gesundheitswesen, bei dem keinerlei Unterschied zwischen der Art des Engagements gemacht wird und bei dem je nach Ort und Tageszeit unterschiedliche Helfer zur Verfügung stehen. Fehlende Anerkennung, der regelmäßige Zivildienerwechsel und Veränderungen im ehrenamtlichen Engagement führen zusätzlich zu einer hohen Personalfluktuation.

» Sanitäter in Österreich neigen dazu, ihre eigenen Fähigkeiten zu überschätzen, überlegene Fähigkeiten bei anderen nicht zu erkennen und das Ausmaß ihrer Inkompetenz nicht richtig einzuschätzen. Allerdings bestünde die Chance, durch Bildung und Übung nicht nur die Kompetenz zu steigern, sondern auch eine bessere Selbsteinschätzung zu erreichen.

Aus den genannten Gründen erachtet der BVRD.at die Schaffung eines Berufsbildes für Sanitäter in Österreich für unbedingt notwendig. Dieses soll umgesetzt werden durch:

» Die Schaffung einer mehrjährigen Ausbildung zum Sanitäter.

» Die Etablierung organisationsunabhängiger österreichweiter Ausbildungsinstitutionen.

» Eine duale Ausbildung bestehend aus theoretischem Fachwissen, klinischer Praxis, Rettungspraxis auf Basis des Nationalen Qualifikationsrahmens.

» Eine Ausbildung auf Basis evidenzbasierter Standards nach internationalem Vorbild.

» Die Anwendung innovativer didaktischer Methoden wie Simulationstraining, Blended-Learning, Kompetenzfeldentwicklung, Professionelle Entwicklung.

» Innovative, interdisziplinäre Ausbildungskonzepte, wie die gemeinsame Ausbildung von Gesundheitsberufen und spätere Spezialisierung als Sanitäter.

» Die Möglichkeit für bestehende Sanitäter, im Rahmen einer Übergangszeit das erforderliche Ausbildungsniveau zu erlangen.

» Die Anerkennung der Sanitäter als Gesundheitsberuf und Aufnahme in das Gesundheitsberuferegister.

» Die Durchlässigkeit hin zu anderen Gesundheitsberufen und Arbeitsbereichen (innerklinisch sowie in der Primärversorgung).

» Die Schaffung von Berufspfaden und Entwicklungsmöglichkeiten als Sanitäter.

» Die Etablierung einer einheitlichen, gewerkschaftlichen Standesvertretung.

» Die Bereitstellung von Mitteln zur Forschung in den Bereichen Versorgung, Qualität und Weiterentwicklung im Rettungsdienst.

» Den gezielten Einsatz von Ehrenamtlichen in den Bereichen First-Responder, Ambulanzdienst, Katastrophendienst sowie Krankentransport und bei assistierenden Tätigkeiten im Rettungsdienst.

Nach Ansicht des BVRD.at kann dadurch gewährleistet werden, dass sich in Zukunft junge Menschen für den attraktiven Beruf Sanitäter entscheiden, Entwicklungspotentiale entstehen und langfristig können Menschen für den Gesundheits-, Pflege- und Sozialbereich gewonnen werden. Die wichtige Diskussion um den künftigen Einsatz der ehrenamtlich engagierten Personen in Rettungsorganisationen erfordert eine sachliche und objektive Herangehensweise, bei der das Wohl der Patienten im Vordergrund steht. Modelle aus europäischen Ländern zeigen, dass die Arbeit von ehrenamtlich engagierten Personen weiterhin eine bedeutende Rolle spielen wird.

Stand: November 2020

Das gesamte Positionspapier inklusive aller Quellennachweise sind auf der Website des BVRD.at nachzulesen.

öGERN

Was müssen Sanitäter in Österreich können?

Mag. Dr. Andreas Schober BA
ist Professor an der HTL Wolfsberg und unterrichtet Englisch, Geographie und Wirtschaftskunde sowie das Fach Soziale und Personale Kompetenzen. 2020 promovierte er im Fach Weiterbildungsforschung an der Karl-Franzens Universität in Graz, wobei er sich mit „Kompetenzorientierten Anforderungsprofilen im Österreichischen Rettungsdienst" beschäftigte. Seit 2006 ist er als Notfallsanitäter-NKI, Lehrsanitäter, aber auch Bergretter und Rettungsschwimmer aktiv.

Mail: andischober@yahoo.at

1. Einleitung

Der österreichische Rettungsdienst befindet sich in stetigem Wandel. Dies gilt auch für Anforderungen an das Rettungsdienstpersonal. Durch gestiegenes Einsatzaufkommen, den demographischen Wandel, einen proklamierten Notärztemangel, einer immer höher werden Zahl an Migranten als Patienten oder dem Auftreten von Pandemien wie etwa COVID-19, war es notwendig darzulegen, was Sanitäter in Österreich können müssen, um Patienten kompetent versorgen zu können.

In diesem Beitrag soll eine Zusammenfassung wesentlicher Inhalte der Dissertation des Autors vorgestellt werden, die er zur Erlangung des akademischen Grades Doktor der Philosophie an der Umwelt-, Regional- und Bildungswissenschaftlichen Fakultät der Karl-Franzens-Universität Graz 2020 vorgelegt hat.

2. Forschungsprozess

Basierend auf der in der Einleitung dargelegten Intention wurde ein mehrstufiger Forschungsprozess in Gang gesetzt, an welchem Experten des österreichischen Rettungsdienstes partizipierten. Die daraus entstandenen kompetenzorientierten Anforderungsprofile für Rettungssanitäter (RS) und Notfallsanitäter (NFS) bis zur Stufe NKI (= Notfallkompetenz Beatmung und Intubation) stellen allerdings ein Idealbild für die Patientenversorgung dar und können nicht als Status-Quo-Darstellung von Kompetenzen österreichischer Sanitäter gesehen werden.

Grundlage für die beiden Profile war allerdings die Trennung von Krankentransport und Notfallrettung, wobei der Einsatz von RS im Bereich Krankentransport bzw. Basic Life Support (BLS) und jener von NFS bis NKI in der Notfallrettung bzw. Advanced Life Support (ALS) beschrieben wurde. An dieser Stelle muss allerdings erwähnt werden, dass die Kompetenzausprägung von Sanitätern nicht zwingend mit dem jeweiligen Anstellungsverhältnis und der Ausbildung im Rettungsdienst korreliert, da auch motivationale Faktoren oder Kompetenzen, welche in anderer Weise als der Ausbildung zu Sanitätern entwickelt wurden, förderlich für eine kompetente Patientenversorgung sind.

Um die gegenwärtige Ausprägung der in den Profilen enthaltenen Kompetenzen abbilden zu können (und nicht nur Soll-Profile), wurden auch die gegenwärtigen Ausprägungen dieser Kompetenzen explorativ bewertet. Dabei zeigte sich eine eklatante Diskrepanz bei der Ausprägung der geforderten Kompetenzen zwischen RS und NFS-NKI. Dies ist nicht verwunderlich, da in weiten Teilen Österreichs derzeit noch nicht von einem differenzierten Einsatz von Sanitätern gesprochen werden kann. (vgl. Burkowski & Halmich, 2016: 23)

Zusätzlich müssen auch häufig mangelnde Standards in der Ausbildung des Rettungsdienstpersonals erkannt werden, ebenso wie fehlende Ausrüstung in Rettungswägen. (vgl. Koppensteiner et al. 2019: 147 f.)

Gegenwärtig ist es sogar gängige Praxis, dass zwei RS zu Notfällen mit lebensbedrohlich erkrankten Patienten ausrücken. Ob dies dem Idealbild einer kompetenten Patientenversorgung entspricht, muss hinterfragt werden.

3. Kompetenzen

Bevor Anforderungsprofile für Sanitäter überhaupt kompetenzorientiert beschrieben werden konnten, musste zuallererst der Terminus Kompetenzen definiert werden. Der in den Profilen angewandte Kompetenzbegriff unterscheidet sich dabei klar vom Kompetenzbegriff wie er im Sanitätergesetz, etwa als Begriff „Notfallkompetenz" gefunden werden kann. Eine Abgrenzung von diesem juristischen Kompetenzbegriff, welcher etwa seit dem 19. Jahrhundert als Befugnis oder Zuständigkeit verstanden wird, war demnach notwendig. (vgl. Heyse, 2010: 64)

Jene, in den Anforderungsprofilen beschriebenen Kompetenzen stellen hingegen „Dispositionen selbstorganisierten Handelns" dar. (Erpenbeck & von Rosenstiel, 20072: XIX). In diesem konkreten Fall, dem österreichischen Rettungsdienst, kann von Handlungsvoraussetzungen für kompetentes Agieren in der variablen Situation der Patientenversorgung gesprochen werden, welche durch Erfahrungen und Werte geprägt werden. Ein nicht unbeträchtlicher Teil dieser Kompetenzen kann sogar selbstorganisiert von Sanitätern entwickelt werden.

Nichtsdestotrotz ist im Bereich der beruflichen Bildung partielle Fremdorganisation notwendig. Dies kann in Form von Aus-, Fort- und Weiterbildungen im Bereich des Rettungsdienstes durchgeführt werden.

4. Rettungsdienst und Kompetenzen

Um den komplexen Prozess der Beschreibung von Kompetenzen für Sanitäter allerdings umsetzen zu können, war eine Befassung mit dem Begriff Rettungsdienst essentiell. Das bei genauer Betrachtung breitgefächerte Feld des Rettungsdienstes verlangt den darin tätigen Professionen einiges ab. Dies ist einerseits darauf zurückzuführen, dass Rettungsdienst nicht nur Notfallrettung, sondern auch Krankentransport umfasst. Die originäre Aufgabe von Sanitätern im Bereich des Krankentransportes ist ein möglichst qualifizierter Transport von und zu unterschiedlichen Einrichtungen des Gesundheitswesens. Die Aufgaben von in der Präklinik tätigen Sanitätern umfasst „die Versorgung von Notfallpatienten in medizinischen, traumatischen, sozialen oder psychischen Ausnahmesituationen inklusive deren Transport in fachlich geeignete Einrichtungen des Gesundheitswesens." (Schober, 2020: 647)

In Österreich findet das franko-germanische Modell der Versorgung von Notfallpatienten Anwendung, bei welchem Sanitäter, bei Bedarf unter Einbezug von Notärzten, zu Patienten ausrücken. Dabei lag der Fokus bei der Erstellung der Profile auf den Kompetenzen von Sanitätern im Krankentransport und der Notfallrettung. Von Notärzten benötigte Kompetenzen waren nicht Gegenstand der Forschung.

5. Kompetenzorientierte Anforderungsprofile

Als theoretische Grundlage der kompetenzorientierten Anforderungsprofile wurde der konstruktivistisch geprägte Kompetenzatlas von *Heyse* und *Erpenbeck* (2007) verwendet. (vgl. Heyse, 2007) Mit diesem Modell konnte der berufliche Kontext der Kompetenzen praktikabel und leicht verständlich dargestellt werden. Zudem besteht auch die Möglichkeit, die daran beschrieben Kompetenzen messen zu können.

Die Profile bestehen aber nicht nur aus Teilkompetenzen, welche im Kompetenzatlas gefunden werden können, sondern basieren auf einer vierstufigen Kompetenzarchitektur. Zu diesen zählen neben den erwähnten (Teil-) Kompetenzen des Atlas auch Metakompetenzen, Querschnittskompetenzen und Basiskompetenzen.

Die Basiskompetenzen sind Personale Kompetenz (P), Sozial- kommunikative Kompetenz (S), Aktivitäts- und Handlungskompetenz (A) und Fach- und Methodenkompetenz (F). Die Teilkompetenzen des Kompetenzatlas können diesen vier Basiskompetenzen zugeordnet werden. Metakompetenzen sind jene Kompetenzen, die für jegliche Tätigkeit im beruflichen Kontext und zur Bewältigung alltäglicher Aufgabenstellungen beherrscht werden müssen. Bei Querschnittskompetenzen handelt es sich um Kompetenzen, welche sich über mehrere Kompetenzbereiche erstrecken und vom Kontext abhängig sind.

Die erarbeiteten kompetenzorientierten Anforderungsprofile umfassen jeweils unterschiedliche Kompetenzen, welche für eine Tätigkeit im Krankentransport (RS) bzw. der Notfallrettung (NFS-NKI) Voraussetzung sind.

Kompetenzorientiertes Anforderungsprofil Notfallsanitäterin (NKI) - 51 Kompetenzen

Metakompetenzen	Schlüsselkompetenzen		Erweiterter Kompetenzatlas		Querschnittskompetenzen
Selbsterkenntnis(-vermögen)	Glaubwürdigkeit	P	Normativ-ethische Einstellung	P	Interkulturelle Kompetenz
Selbstdistanz	Eigenverantwortung	P	Einsatzbereitschaft	P	Führungskompetenz
Situations/Kontextidentifikationsfähigkeit	Selbstmanagement	P	Offenheit für Veränderungen	P	Selbstentwicklungskompetenz
Interventions-/Lösungsfähigkeit	Delegieren	P	Hilfsbereitschaft	P	
Lese- und Schreibkompetenz	Lernbereitschaft	P	Disziplin	P	
Fremdsprachliche Kompetenz	Ganzheitliches Denken	P	Mobilität	A	
Mathematische Kompetenz (NAWI, IT, Technik)	Zuverlässigkeit	P	Ausführungsbereitschaft	A	
Digitale Kompetenz	Entscheidungsfähigkeit	A	Initiative	A	
Persönliche- Soziale und Lernkompetenz	Belastbarkeit	A	Ergebnisorientiertes Handeln	A	
Bürgerkompetenz	Teamfähigkeit	S	Zielorientiertes Führen	A	
Unternehmerische Kompetenz	Problemlösungsfähigkeit	S	Konsequenz	A	
Kulturbewusstsein und kulturelle Ausdrucksfähigkeit	Gewissenhaftigkeit	S	Integrationsfähigkeit	S	
	Analytische Fähigkeiten	F	Kommunikationsfähigkeit	S	
	Beurteilungsvermögen	F	Kooperationsfähigkeit	S	
	Folgebewusstsein	F	Anpassungsfähigkeit	S	
	Fachwissen	F	Pflichtgefühl	S	
			Wissensorientierung	F	
			Sachlichkeit	F	
			Systematisch-methodisches Vorgehen	F	
			Fachübergreifende Kenntnisse	F	

P = Personale Kompetenz
A = Aktivitäts- und Handlungskompetenz
S = Sozial- kommunikative Kompetenz
F = Fach- und Methodenkompetenz

Abbildung 1: Kompetenzorientiertes Anforderungsprofil NFS-NKI

Für das NKI-Profil wurden 36 Teilkompetenzen beschrieben. Bei 16 davon handelt es sich um Schlüsselkompetenzen, welche beherrscht werden müssen. 20 Kompetenzen wurden dem erweiterten Kompetenzatlas für NFS-NKI zugeordnet und sollen beherrscht werden. Diese Teilkompetenzen wurden durch 12 Metakompetenzen, und drei Querschnittskompetenzen ergänzt. Zusammengefasst beinhaltet das Anforderungsprofil für NFS-NKI demnach 51 Kompetenzen. Abbildung 1 gibt einen Überblick, welche Kompetenzen im Profil beschrieben werden.

Kompetenzorientiertes Anforderungsprofil Rettungssanitäterin - 47 Kompetenzen

Metakompetenzen	Schlüsselkompetenzen		Erweiterter Kompetenzatlas		Querschnittskompetenzen
Selbsterkenntnis(-vermögen)	Normativ-ethische Einstellung	P	Einsatzbereitschaft	P	Interkulturelle Kompetenz
Selbstdistanz	Glaubwürdigkeit	P	Selbstmanagement	P	Führungskompetenz
Situations/Kontextidentifikationsfähigkeit	Hilfsbereitschaft	P	Eigenverantwortung	P	Selbstentwicklungskompetenz
Interventions-/Lösungsfähigkeit	Disziplin	P	Humor	P	
Lese- und Schreibkompetenz	Zuverlässigkeit	P	Lernbereitschaft	P	
Fremdsprachliche Kompetenz	Belastbarkeit	A	Ganzheitliches Denken	P	
Mathematische Kompetenz (NAWI, IT, Technik)	Soziales Engagement	A	Mobilität	A	
Digitale Kompetenz	Ergebnisorientiertes Handeln	A	Ausführungsbereitschaft	A	
Persönliche- Soziale und Lernkompetenz	Integrationsfähigkeit	S	Initiative	A	
Bürgerkompetenz	Teamfähigkeit	S	Konsequenz	A	
Unternehmerische Kompetenz	Kommunikationsfähigkeit	S	Dialogfähigkeit, Kundenorientierung	S	
Kulturbewusstein und kulturelle Ausdrucksfähigkeit	Kooperationsfähigkeit	S	Verständnisbereitschaft	S	
	Gewissenhaftigkeit	S	Pflichtgefühl	S	
	Beurteilungsvermögen	F	Anpassungsfähigkeit	F	
	Fachwissen	F	Sachlichkeit	F	
			Folgebewusstsein	F	
			Systematisch-methodisches Vorgehen	F	

P = Personale Kompetenz
A = Aktivitäts- und Handlungskompetenz
S = Sozial- kommunikative Kompetenz
F = Fach- und Methodenkompetenz

Abbildung 2: Kompetenzorientiertes Anforderungsprofil RS – Kompetenzübersicht

In das Profil für RS wurden 32 Kompetenzen aufgenommen. Dabei wurden 15 Schlüsselkompetenzen und 17 Kompetenzen des erweiterten Kompetenzatlas für RS definiert. Wie bei dem Profil für NFS-NKI wurden diese durch 12 Metakompetenzen und drei Querschnittskompetenzen ergänzt. Zusammengefasst werden in diesem Anforderungsprofil also 47 Kompetenzen beschrieben. Abbildung 2 gibt einen Überblick, welche Kompetenzen im Profil für RS beschrieben werden.

6. Stauts-Quo der Kompetenzausprägung von Sanitätern in Österreich

Im Zuge der Forschung wurden auch die jeweiligen Kompetenzen explorativ von den Stakeholdern der Forschungsworkshops und weiterer Experten der österreichischen Rettungsdienstlandschaft bewertet. Dabei handelt es sich aber um keine repräsentativen Ergebnisse, sondern um die Einschätzung dieser Experten, welche sie in der eigenen Rettungsdienst-Praxis sammeln konnten.

Dabei muss grundlegend gesagt werden, dass die Kompetenzausprägungen von NFS-NKI – bis auf eine Ausnahme (Delegieren) – über den Mindestanforderungen liegen. Es darf aber nicht vergessen werden, dass die Trennung von Krankentransport und Notfallrettung in Österreich oft nicht gegeben ist und auch RS zu Notfällen ausrücken. Es gilt also mehr NFS bis zur Stufe NKI für die Notfallrettung zu qualifizieren und deren Kompetenzen im Zuge von Aus-, Fort- und Weiterbildung zu entwickeln. Auch die gezielte Weiterentwicklung der schon vorhandenen NFS, bis zur Stufe NKI, muss als notwendig erachtet werden, um Notfallpatienten kompetent versorgen zu können.

Gänzlich konträr stellte sich hingegen die Ausprägung der Kompetenz-Situation von RS in Österreich dar. Von 31 bewerteten Kompetenzen, wurden lediglich 12 als über den Mindestanforderungen ausgeprägt bewertet. Insbesondere Kompetenzen wie Fachwissen, Normativ-ethische Einstellung und Beurteilungsvermögen scheinen deutlich zu gering ausgeprägt zu sein. Dieser Umstand sollte bedeuten, dass das Interesse der Hilfsorganisationen bei einer Kompetenz(weiter)entwicklung von RS liegen sollte, um professionelle, kompetente und zukunftsorientierte Patientenversorgung zu ermöglichen. Der Fokus auf Tätigkeiten des Krankentransportes würde hierbei schon helfen, RS als Spezialisten für den Krankentransport weiterzuentwickeln. Die gegenwärtige Situation im Rettungsdienst verlangt von RS derzeit allerdings eher Generalisten für Krankentransport und Notfallrettung zu sein, wodurch auch die geforderten Kompetenzen für den Krankentransportbereich nicht entsprechend ausgebildet werden können.

7. Empfehlungen

Aus den durch die Forschung gewonnen Erkenntnissen lassen sich etliche Rückschlüsse ziehen. Eine Trennung von Krankentransport und Notfallrettung ist grundlegend notwendig, um eine Kompetenzentwicklung des eingesetzten Personals hin zur einer patientenorientierten Versorgung zu ermöglichen. Ebenso muss davon ausgegangen werden, dass bei der geringen Dauer der Ausbildungen im österreichischen Rettungsdienst eine solche Kompetenzentwicklung nur schwer möglich ist. Dies ist einerseits darauf zurückzuführen, dass in dieser geringen Zeit hauptsächlich oft nur Wissen generiert werden kann, welches erst durch (selbst- oder fremd-)Organisation, Erfahrung und Werte zu Kompetenzen werden kann. Dafür wird allerdings Zeit benötigt – es darf also bezweifelt werden, dass in einer Zeitspanne von 6,5 Wochen ausreichende Kompetenzen für Dienste im Bereich des Krankentransportes entwickelt werden können. Ähnliches gilt für die Ausbildung in der Notfallrettung, auch wenn dafür etwas mehr Zeit zur Verfügung steht.

Wie sich im Laufe der Zeit seit der Einführung des Sanitätergesetzes herauskristallisierte, stehen die Chancen äußerst gering, dass in näherer Zukunft eine mehrjährige Ausbildung im Bereich des Rettungsdienstes eingeführt werden wird. Aus diesem Grund muss eine Kompetenzentwicklung vor Allem in Form von Fort- und Weiterbildung angestrebt werden. Dazu bieten bereits bestehende Kurskonzepte wie Crew/Crisis Resource Management in Kombination mit internationalen Kurskonzepten zur Versorgung von Notfallpatienten großes Potential. Die Grundkonzepte dieser Kurse könnten auch von Hilfsorganisationen in eigene Formate umgewandelt werden, wobei eine wohl überlegte und kompetente Entwicklung sowie Umsetzung und Nöten ist.

Des Weiteren sollte auch ein gezielter Einsatz von Virtual- oder Augmented Reality, E-Learning (2.0) und Blended Learning angedacht werden, um die zur Verfügung stehende Zeit optimal nutzen zu können. Eine Ausdehnung der Fortbildungspflicht, wie in Teilen Österreichs bereits praktiziert, könnte das Outcome der Kompetenzentwicklung von Sanitätern noch weiter verbessern. Natürlich muss eine solche Umsetzung von Fort- und Weiterbildungsmaßnahmen auch didaktisch geplant werden, was wiederum qualifiziertes Lehrpersonal erfordert.

Die oben genannten kompetenzorientierten Anforderungsprofile für RS und NFS (bis NKI) sind dabei als Grundlage für die Weiterentwicklung der Kompetenzen von Sanitätern in Österreich, sowie für Konzepte in der Aus-, Fort- und Weiterbildung zu verstehen, ebenso wie für Personalauswahl und -entwicklung, Supervision und Qualitätsmanagement.

Quellen / Literaur:

» Burkowski, M. & M. Halmich (2016): SanG. Sanitätergesetz. Kommentar zum Bundesgesetz über Ausbildung, Tätigkeiten und Beruf der Sanitäter. NWV Verlag GmbH: Wien.

» Schober, A. (2020): Kompetenzorientierte Anforderungsprofile im Österreichischen Rettungsdienst. Dissertation: Karl-Franzens-Universität Graz. URL: https://unipub.uni-graz.at/download/pdf/5473657

» Koppensteiner, S. et al. (2019): Podiumsdiskussion: Primärversorgung in Österreich – ein vielversprechendes Konzept? In: ÖGERN (Hrsg.): Primärversorgung zwischen Medizin, Pflege und Rettungsdienst. Tagungsband 6 / 2019. S. 139-149.

» Heyse, V. (2007): Strategien – Kompetenzanforderungen – Potenzialanalysen. In: Heyse, V. & Erpenbeck, J. (Hrsg.) Kompetenzmanagement. Methoden, Vorgehen, KODE® und KODE®X im Praxistest. Waxmann: Münster. S. 11-180.

» Heyse, V. (2010): Verfahren zur Kompetenzermittlung und Kompetenzentwicklung. KODE® im Praxistest. In: Heyse, V. et al. (Hrsg.) Grundstrukturen menschlicher Kompetenzen. Praxiserprobte Konzepte und Instrumente. Waxmann: Münster. S. 55-174.

» Erpenbeck, J. & L. von Rosenstiel (20072a): Einführung. In: Erpenbeck, J. & L. von Rosenstiel (Hrsg.): Handbuch Kompetenzmessung. Erkennen, verstehen und bewerten von Kompetenzen in der betrieblichen, pädagogischen und psychologischen Praxis. Schäffer-Poeschel: Stuttgart. S. XVII-XLVI.

Andreas Schober

über Sanitäter-Kompetenzen

öGERN

Patientenversorgung in der Pandemie

Prof. Dr. Klaus Hellwagner LL.M.
ist Facharzt für Anästhesiologie und Intensivmedizin sowie Notarzt in Wien. Er hat u.a. den Masterlehrgang „Medizinrecht" an der Johannes Kepler Universität in Linz absolviert und ist ÖGERN-Gründungs- und Vorstandsmitglied. Weiters ist er Offizier des militärmedizinischen Dienstes, hält regelmäßig Vorträge und verfasst Publikationen zu (notfall)medizinischen / medizinrechtlichen Themen. Als Lehrender und Prüfer ist er auch im Studium der Humanmedizin der Sigmund Freud Privatuniversität in Wien tätig.

Mail: klaus.hellwagner@oegern.at
Web: www.oegern.at

öGERN

1. Einleitung

Eine Pandemie stellte in allen Zeiten hohe Anforderungen an die Gesundheitsbehörden und an das Gesundheitspersonal. Abhängig von der Schwere der Erkrankung der Patienten werden die medizinischen Versorgungsstrukturen vermehrt gefordert, unter Umständen auch überfordert.

Es ist daher unumgänglich, die Versorgungsstrukturen möglichst effizient auszunützen, um eine Triagesituation, die im Zuge einer Überlastung notwendig wird, möglichst lange zu vermeiden. Der Begriff „Triage" kommt aus dem französischen „trier" und bedeutet „sortieren/aussuchen". Die Triage wurde im Bereich der Militärmedizin entwickelt, um knappe Versorgungsressourcen möglichst effizient zu nützen und nach einer Ersteinschätzung eine Versorgung primär den Verwundeten zukommen zu lassen, die die höchste Chance auf ein Überleben haben.

In diesem Sinne muss die Versorgung der Erkrankten abgestuft in enger Orientierung an den individuellen Erfolgsaussichten und den möglichen Versorgungsstrukturen erfolgen.

Ein diversifiziertes Gesundheitssystem kennt viele Gesundheitsberufe mit unterschiedlichen und unterschiedlich vertieften Ausbildungen sowie Spezialisierungen, die auf verschiedenen Versorgungsebenen tätig werden bzw. tätig werden können.

Nicht jeder Erkrankte benötigt die gleiche Versorgungsintensität bzw. Versorgungsleistung. Während bei einer Gruppe von Erkrankten die spezialisierte medizinische Leistung bzw. die stationäre Pflege erforderlich ist, benötigt eine andere Gruppe vermehrt basale Pflege- und Unterstützungsleistungen. Selbst in diesen unterschiedlichen Versorgungsbereichen kann es Abstufungen zwischen hochspezialisierten Anforderungen (wie Intensivpflege oder Intensivmedizin) geben und Leistungen, die von weniger spezialisiertem Gesundheitspersonal erbracht werden kann, deswegen aber nicht weniger notwendig sind.

2. Historischer Rückblick

Die ersten Pandemien werden ab 3500 vor Christus der Pest zugeschrieben, die in Folge im 5. Jahrhundert als Justinianische Pest und dann ab 14. Jahrhundert regelmäßig in unterschiedlicher Intensität Europa heimsuchte.

Im 16. Jahrhundert tritt eine als „Englischer Schweiß" (auch „Sudor anglicus") bezeichnete Erkrankung auf, deren Erreger bis dato gemäß den verfügbaren Quellen nicht bestimmt werden konnte. (*Hecker*, 1834; *Flamm*, 2020)

Weitere Pandemien betrafen die Pocken, Typhus, Fleckfieber, Kinderlähmung und Cholera. Dies sind alles Erkrankungen, die aufgrund von Impfungen und moderner Infusions- bzw. Antibiotikatherapien ihren Schrecken und ihr pandemisches Potential zunehmend verloren haben.

Die letzten schweren Pandemien der Neuzeit waren die Spanische Grippe 1918 mit geschätzt 50 Millionen Toten (WHO, S. 26) und in Folge die Asiatische Grippe 1958 sowie die Hong-Kong Grippe 1968 (*Chang*, S. 349–351), mit geschätzt 1–2 Millionen Toten weltweit. Aufgrund eines fehlenden modernen Erfassungssystems können nur grob geschätzte Zahlen den Archiven entnommen werden.

3. Eckpunkte einer Pandemie

Eine Pandemie ist im Gegensatz zu einer Epidemie nicht örtlich beschränkt, sondern verbreitet sich an vielen Orten weltweit. Ab wann von einer Pandemie gesprochen wird, entscheidet die WHO nach den im Mai 2017 überarbeiteten Leitlinien zum „Pandemic Influenza Risk Management" durch den Generaldirektor. (WHO, S. 13)

Eine Pandemie kann in der Regel nur entstehen, wenn vier Voraussetzungen bestehen:
» Es braucht einen Erreger mit einer entsprechend hohen Virulenz,
» eine relevante Übertragung von Mensch zu Mensch,
» das Fehlen von natürlichen Abwehrkräften, fehlende kausal wirksame Medikamente, fehlende Impfmöglichkeit und
» einen zumeist moderaten Krankheitsverlauf, der Menschen in Bewegung hält und viele zwischenmenschliche Kontakte erlaubt.

Ein weiteres Charakteristikum einer Pandemie ist der Ablauf in mehreren Wellen (*Grabowski* et al., S. 4880-4884). Im Verlauf typisch ist eine erste moderate Welle, der nach einer unterschiedlich kurzen Latenzzeit eine bis mehrere weitere Wellen folgen. Diese können unterschiedlich gefährlich sein, abhängig von der Veränderung des Erregers und dem sozialen Verhalten der betroffenen Gruppen bzw. den behördlichen Maßnahmen. (*Del Rio* et al., 677 ff.)

Die erste Pandemie des 20. Jahrhunderts war die Spanische Grippe, die vom Herbst 1918 bis zum Frühjahr 1919 (in Europa zum Teil bis 1920) in drei Wellen ablief, wovon die zweite Welle die folgenreichste mit geschätzt bis 50 Millionen Toten war.

4. Die präklinische Versorgung

Im Rahmen der Pandemie sind die Gesundheitsbehörden im Auftrag der Gebietskörperschaften die wichtigsten Auftraggeber oder auch „Shareholder", die sich zur Erfüllung ihres Versorgungsauftrages den gesetzlich geregelten Gesundheitsberufen bedienen.

Abhängig vom Versorgungsbereich sind dies im präklinischen Bereich die Sanitäter und Notärzte, die niedergelassenen Ärzte, die Pflegepersonen in allen Ausbildungsstufen, Spitalsärzte im Ambulanzbereich sowie alle anderen unterstützend tätigen Gesundheitsberufen (Pharmazeuten, Analytiker etc.).

Obwohl in einem diversifizierten Gesundheitssystem mit multiplen Spezialisierungen die Versorgungsleistung vielfach aufgeteilt ist, werden im Rahmen einer Pandemie alle Bereiche massiv gefordert. (*Breuer* et al., S. 1 ff.)

Die Zielgruppe der präklinischen Versorgung sind in erster Linie neu erkrankte Personen und Verdachtsfälle, die einer adäquaten Diagnostik, Versorgung und in Folge einer erkrankungsadäquaten Betreuung zugeführt werden müssen. Weiters können in diesem Bereich auch bereits länger in häuslicher Pflege befindliche Personen aufgrund einer akuten Verschlechterung der Situation eine fachlich fundiertere Hilfe benötigen.

Zusätzlich darf in der präklinischen Versorgung nicht auf die unterschiedlich traumatisierten Angehörigen, verunsicherten und damit psychisch belasteten Kontaktpersonen und die einer unterschiedlichen Informations- und Desinformationsflut ausgesetzten noch gesunden Bevölkerung vergessen werden, die ebenfalls betreut werden müssen.

Die wirtschaftlichen Existenznöte mit allen Auswirkungen stellen ebenfalls einen nicht zu unterschätzenden psychotraumatologischen Faktor dar. (*Nicola* et al., S. 185 ff.)

5. Allgemeine medizinische Herausforderungen einer Pandemie

Das Gesundheitssystem ist ein prominenter Kostenfaktor einer zivilisierten, westlichen Gesellschaft. Es wird daher danach getrachtet, auf der einen Seite ausreichende Ressourcen für die Versorgung der erwartbaren fallweisen Krankheitsspitzen (z.b. Grippesaison), örtliche begrenzte Großunfälle etc. zur Verfügung zu stellen, andererseits jedoch diese Ressourcen in einem vertretbaren Ausmaß begrenzt zu halten. Diese Begrenzung, vor allem der teuersten Einrichtungen (Intensivmedizin, Großgeräte, Spezialbehandlungsbereiche) ist notwendig, um das System finanzierbar zu halten. (*Pinsky* et al., S. 1038 ff.)

Kommt es jedoch zu einer lang andauernden massiven Belastung des Gesundheitssystems mit nicht genau einschätzbaren Fallbegrenzungen, muss ein System rasch adaptiert werden, um dieser Belastung bestmöglich stand halten zu können.

Hier ist in erster Linie nicht die Bereitstellung der räumlichen und technischen Ressourcen problematisch (dies kann relativ rasch in provisorisch adaptierten Bereichen geschehen), sondern die Bereitstellung der personellen Kapazitäten. Sie stoßen nämlich schnell an ihre Grenzen.

Spezialisiertes Personal kann nicht „auf Vorrat" ausgebildet werden. Es gibt bereits ausreichende Evidenz, die zeigt, dass es in spezialisierten Bereichen solide Ausbildung in Verbindung mit Erfahrung braucht, um eine qualitativ hochwertige Versorgung zu gewährleisten (*Amato* et al., S. 1 ff.). D.h. das Personal muss auch in Zeiten durchschnittlicher Belastung eine ausreichende Fallzahl versorgen, um die medizinische Qualität halten zu können. Das bedingt jedoch auch eine Begrenzung der möglichen Personenanzahl, die in diesem Bereich ausgebildet und tätig werden kann. (*Wan-Jie Gu*, 168 ff.)

Nimmt man die derzeitige Pandemie als Beispiel, sieht man, dass es in mehreren Bereichen hochspezialisiertes Personal benötigt.

Der prominenteste Bereich ist derzeit die Intensivmedizin. Es ist der technisch, medizinisch und pflegerisch anspruchsvollste Bereich der Versorgung an COVID erkrankter Patienten. Hier Bedarf es im Bereich der medizinischen Versorgung spezialisierter Fachärzte für Intensivmedizin, die sowohl aus der Anästhesiologie als auch der Inneren Medizin sowie Pulmologie kommen. Deren Ausbildung dauert im Minimum ab Studienbeginn zwölf Jahre und erfordert, wie bereits ausgeführt, nach Beendigung der Ausbildung ständiges Training und Tätigsein auf einer Intensivstation.

Ähnliches gilt im pflegerischen Bereich für diplomierte Gesundheits- und Krankenpflegepersonen, die im Intensivbereich eingesetzt werden. Sie benötigen ab Ausbildungsbeginn zumindest vier Jahre, bis sie die Qualifikation Intensivpflege erreicht haben. In der Regel ist aber eine mehrjährige Praxis unter Anleitung von erfahrenen Intensivpflegepersonen nötig, bis man zur weiterführenden Spezialisierungsausbildung „Intensivpflege" entsendet wird.

Es bedarf aber nicht nur in der Intensivmedizin einer entsprechenden Qualifikation, auch abseits der hochtechnisierten stationären Versorgung ist ein entsprechendes Know-How und somit eine adäquate Ausbildung erforderlich, um Patienten in noch stabiler, aber gegebenenfalls auch palliativer Situation im extramuralen Bereich entsprechend versorgen zu können. Beispielhaft kann hier das Ärztekammerdiplom „Palliativmedizin" erwähnt werden. Auch hier Bedarf es nach der Ausbildung einer langjährigen Tätigkeit, um eine qualitativ hochwertige Palliativversorgung gewährleisten zu können.

Hier sind besonders die entsprechend fortgebildeten niedergelassenen Allgemeinmediziner gefordert.

Palliativversorgung ist jedoch nicht nur Medizin, sondern, wie in allen Gesundheitsversorgungsbereichen, in hohem Ausmaß eine spezialisierte Pflegeleistung, die durch entsprechend fortgebildete Gesundheits- und Krankenpflegepersonen erbracht wird.

Abseits dieser Kernbereiche der COVID-Versorgung muss natürlich auch die allgemeine medizinisch Versorgung, sowohl intra- als auch extramural, sichergestellt werden, um die sogenannten Kollateralschäden durch eine Konzentration auf die COVID-Situationen und -Versorgung zu minimieren.

Dies erfordert einen hohen logistischen und organisatorischen Planungsaufwand, um hier auf der einen Seite auf erhöhten Versorgungsbedarf reagieren zu können und andererseits so lange wie möglich in den verschiedensten medizinischen und pflegerischen Bereichen Regelversorgung bieten zu können.

6. Rettungsdienst und präklinische Notfallmedizin in der Pandemie

Die Rettungsdienste und die präklinische Notfallmedizin sind durch die verbindende Stellung zwischen extra- und intramuralem Bereich im Rahmen der Pandemie ebenfalls in einem hohen Ausmaß gefordert.

Klaus Hellwagner
über Patientenversorgung in COVID-Zeiten

Es muss die notfallmedizinische und rettungsdienstliche Versorgung der Bevölkerung gewährleistet und auf die speziellen infektiologischen Gefahren reagiert werden.

In der Notfallmedizin besteht bei fast jedem Einsatz die Möglichkeit, auf einen lebensbedrohten Patienten mit entsprechendem Handlungsdruck zu treffen, andererseits ist der Infektionszustand und damit das Risiko für den Rettungsdienst aufgrund des, bei Einsatzbeginn immer bestehenden, Informationsdefizits schwer abzuschätzen. Es muss daher von Notärzten und Sanitätern immer mit einem erhöhten Infektionsrisiko gerechnet und entsprechend vorgesorgt werden.

Speziell COVID-Patienten zeigen die Tendenz, aus grundsätzlich stabiler Situation, die häusliche Pflege erlaubt, rasch in eine respiratorische Insuffizienz zu gleiten.

Diese rasche Verschlechterung in Richtung intensivmedizinischem Behandlungsbedarf kann nur der qualifizierte Rettungsdienst und die präklinische Notfallmedizin entsprechend beantworten. Aufgrund der möglichen raschen respiratorischen Zustandsveränderung würde eine hausärztliche Versorgung oft zu spät kommen. Auch sind hausärztlich intervenierende Allgemeinmediziner aufgrund ihres unterschiedlichen Ausbildungs- und Versorgungsschwerpunktes mitunter rasch auf notärztliche Zusammenarbeit und Unterstützung angewiesen.

Ein weiterer Schwerpunkt der rettungsdienstlichen und notärztlichen Versorgung stellt der immer wieder bestehende Verlegungsbedarf zwischen den Krankenanstalten dar. Um die gleichmäßige indikationsgemäße Auslastung der teuren und hochwertigen intensivmedizinischen Kapazitäten gewährleisten zu können, müssen Patienten fallweise zeitnah verlegt werden, um den speziellen Betreuungsbedarf abdecken zu können. Dies erfordert oftmals auch einen Verlegungstransport, der unter intensivmedizinischen Bedingungen zu gewährleisten ist.

Als Beispiel kann hier der Bedarf einer extrakorporalen Oxygenierungstherapie (ECMO) bei komplettem Lungenversagen hervorgehoben werden. Diese hochspezialisierte und technisch, pflegerisch sowie intensivmedizinisch aufwändige Therapie kann nur an entsprechenden Zentren durchgeführt werden (Hwa Jin Cho et al., S. 301). Somit müssen Patienten, die in dieses kritische Erkrankungsstadium gekommen sind, rasch unter gleichbleibendem Versorgungsstandard verlegt werden. Zusätzlich ist davon auszugehen, dass diese Patienten potentiell hochinfektiös sind. Auch hier sind Sanitäter und Notärzte die geforderten Spezialisten für diese

Transporte, da Intensivpflegepersonen bzw. Intensivmediziner zumeist für derartige Verlegungstransporte in der gegenständlichen Pandemie nicht abkömmlich sind.

Dem Rettungsdienst (und somit Sanitätern und Notärzten) kommt im Versorgungsspektrum auch im intensivmedizinischen Versorgungsbereich die klassische Link-Funktion zwischen den Versorgungsstufen zu. Überdies wird der Rettungsdienst immer auch dort berufen und tätig, wo eine entsprechende Versorgungslücke besteht und ein akuter Bedarf auftritt.

Das rettungsdienstliche Personal muss daher neben der klassischen notfallmedizinischen Spezialisierung auch die entsprechenden Basiskenntnisse in angrenzenden Fachbereichen (insbesondere der Intensiv- und Palliativmedizin) mitbringen.

Auch im Rettungsdienst ist eine qualitativ hochwertige Versorgung nur durch entsprechende Ausbildung und Routine zu gewährleisten. Notärzte benötigen neben ihrer allgemeinmedizinischen oder fachärztlichen Ausbildung zusätzlich die spezielle notärztliche Qualifikation, um diese interdisziplinären medizinischen Anforderungen fachlich beherrschen zu können. Sanitäter, die mit Notärzten routinemäßig zusammenarbeiten, benötigen zumindest die Ausbildung Notfallsanitäter, wobei gerade im Bereich der intensivmedizinischen Verlegungstransporte aufgrund der medikamentösen Versorgungsintensität über entsprechende Venenzugänge die allgemeine Notfallkompetenz Venenzugang und Infusion (NKV) anzustreben ist.

Wie in allen medizinischen Bereichen lässt sich auch im Rettungsdienst Qualität nur durch regelmäßige Tätigkeit in der präklinischen Notfallmedizin erhalten.

7. Herausforderungen für die staatlichen Strukturen

Eine pandemische Situation fordert auch die staatlichen Strukturen und die Gesundheitsbehörden. Es muss rasch festgelegt werden, wer, wann, wo, und durch wen versorgt wird. Dies stellt hohe Anforderungen an die Personalkoordination, Personalaquisition und die materielle Logistik. Es müssen auch rasch Versorgungspfade und Eskalationsstufen festgelegt werden, um die begrenzten Ressourcen möglichst effektiv einsetzen zu können.

Obwohl es zu hohen Leistungsanforderungen an das Logistik- und Gesundheitspersonal kommt, muss dieses Personal auch entsprechend geschützt werden. Das beinhaltet sowohl den physischen Schutz vor Ansteckung durch Bereitstellung von ausreichender Schutzausrüstung als auch den psychischen Schutz vor Traumatisierung und Erschöpfung durch psychologische Betreuung, entsprechende Information und Schaffung von geschützten Zonen der Erholung (*Walton* et al., S. 1 ff.). Diese geschützten Zonen sind sowohl räumlich als auch zeitlich zu verstehen.

Die Gesamtversorgung steht und fällt mit der Motivation und Leistungsfähigkeit der Mitarbeiter. Die staatlichen Strukturen im Bereich der Legislative und Exekutive sind gefordert, durch entsprechende legistische und organisatorische Maßnahmen die Voraussetzungen zu schaffen und zu erhalten.

8. Maßnahmen des Gesetzgebers / der Legistik

Wenn ein Gesundheitssystem an die Grenzen stößt, ist auch der Gesetzgeber gefordert, Regelungen zu treffen bzw. zu adaptieren, um die Gesundheitsversorgung aufrecht erhalten zu können.

Im Sinne dieser Herausforderung hat auch der österreichische Gesetzgeber entsprechend reagiert und Anpassungen im Ärztegesetz, im Gesundheits- und Krankenpflegegesetz sowie im Sanitätergesetz vorgenommen.

Im Ärztegesetz wurde der § 31 adaptiert und eine allgemeine Aufhebung der ärztlichen Sonderfachbeschränkungen im Rahmen einer Pandemie normiert. Dies bewirkt eine bessere Verfügbarkeit der ärztlichen Ressourcen entsprechend ihrem Können und nicht entsprechend der Sonderfachberechtigung. Diese Aufhebung erfordert aber von allen Ärzten eine kritische Beurteilung der eigenen fachlichen Fähigkeiten, da das strafrechtliche Risiko der Einlassungsfahrlässigkeit weiterhin zu beachten ist.

Zusätzlich wurde den schwierigen zeitlichen und organisatorischen Rahmenbedingungen in der Pandemie Rechnung getragen und es wurde im § 36b eine Erstreckung der Fortbildungsverpflichtung sowie die Möglichkeit, ausländische und nicht in Österreich akkreditierte Ärzte unterstützend einzusetzen, normiert.

Im Gesundheits- und Krankenpflegegesetz erlaubt der neue § 3a eine erweiterte Unterstützung der qualifizierten Pflege durch Laien. Im § 17 wurde eine erleichterte Ausübung von Spezialisierungen auf Basis langjähriger Erfahrung gestattet sowie eine Fristerstreckung der Ausbildungsverpflichtung in pflegerischen Spezialbereichen geregelt, um den erhöhten Personalbedarf – insbesondere in der Intensivpflege – decken zu können.

Im Sanitätergesetz wurde im § 9 Rettungssanitätern die Berechtigung zur Abnahme des entsprechenden Abstriches und der Blutentnahme aus der Kapillare zur Antikörper-Diagnostik zugeordnet, um den hohen Testbedarf mit entsprechendem Gesundheitspersonal abdecken zu können. Weiters wurde die Verpflichtung der Absolvierung des Berufsmoduls bei beruflicher Ausübung im Rahmen der Pandemie vorübergehend ausgesetzt und es wurde im § 26 auch ein Ruhen der Fortbildungsverpflichtung normiert. Weitere Details können im Beitrag von *Maximilian Burkowski* nachgelesen werden.

Der hohe Personalbedarf im Rahmen der geplanten Impfkampagne hat dazu geführt, Impfungen im Rahmen der COVID-Pandemie auch entsprechend unterwiesenen Rettungssanitätern unter ärztlicher Aufsicht ausführen zu lassen.

Diese anlassbezogenen Kompetenzerweiterungen der Rettungssanitäter sind umso bemerkenswerter, als dieser Ausbildungsstufe bislang (bis auf die Überwachung und Beendigung einer laufenden Infusion, sowie Sauerstoffgabe und Messung des Blutzuckerwertes aus der Kapillare) keine invasiven Maßnahmen zugestanden wurden. Bis zu den legistischen Adaptierungen im Rahmen der COVID-Pandemie wurde es legistisch sogar für notwendig erachtet, Ärzten eine Fachausnahme für Impfungen zu normieren.

Die Impf-Ermächtigung für Rettungssanitäter – der ersten Ausbildungsstufe im Sanitätsdienst – stellt demnach eine bemerkenswerte Veränderung in deren Tätigkeitsbereich dar.

9. Diversivizierte Versorgung in der Pandemie

Katastrophensituationen wie es eine Pandemie potentiell ist, stellen neue Herausforderungen an das Gesundheitspersonal und zeigen deutlich, dass zu enge fachliche Grenzen für die Bewältigung hinderlich sind.

Weiters kann festgestellt werden, dass Ärzte trotz akademischer Aufwertung vieler Gesundheitsberufe für die medizinische Patientenversorung letztverantwortlich zeichnen, jedoch bei weitem nicht in der Lage sind, in allen Bereichen selbst tätig werden zu können. Zusätzlich muss gerade diese teuerste und am längsten ausgebildete personelle Ressource entsprechend geschützt und rationell eingesetzt werden.

Das gilt in gleichem Maße für das qualifizierte Pflegepersonal, dem gerade in einer pandemischen Situation mit hohem Bedarf an Spitals- und Intensivpflege eine Schlüsselposition zukommt. Ähnlich dem ärztlichen Personal kann auch spezialisiertes Pflegepersonal aufgrund der langen Ausbildungszeit nicht unbegrenzt vorgehalten und auch nicht schnell ausgebildet werden. Dies erfordert, dass man personalintensive, jedoch in begrenzter Zeit erlernbare Tätigkeiten an Partner mit medizinscher Vorerfahrung abgeben muss. Hier findet sich die Stärke eines auf hoher Freiwilligkeit ruhenden Rettungssystems. Ein derartiges Rettungssystem ist in der Lage, rasch Personal für zeitlich begrenzte, jedoch wiederkehrende und rasch erlernbare Tätigkeiten aufbieten zu können.

Diese Freiwilligkeit darf jedoch nicht mit Schmalspurausbildung gleichgesetzt werden. Gerade in der derzeit vorherrschenden Pandemie zeigt sich, dass es sinnvoll ist, die notärztliche Versorgung durch ausreichend mit Wissen und Notfallkompetenzen ausgestattetes Sanitätspersonal zu ergänzen und zu unterstützen.

Notärzte sollten dort zum Einsatz kommen, wo eine drohende oder akute Lebensgefahr besteht. *Gerhard Prause* und *Johann Kainz* konnten zeigen, dass dies schon lange vor der COVID-Pandemie nur bei einem von neun Einsätzen der Fall war. Das bedeutet, dass acht Einsätze, zu welchen Notärzte entsandt wurden und werden, durch qualifiziertes Sanitätspersonal mit gleicher Versorgungsqualität betreut und bis zur weiteren ärztlichen Behandlung in einer Notfallaufnahme versorgt werden könn(t)en. (*Prause/Kainz*, 2014)

Zusätzlich erlauben (speziell im Pandemiefall) ausreichend ausgebildete und freigegebene Notfallkompetenzen auch in Fällen der drohenden oder akuten Lebensgefahr eine unmittelbare ärztliche Personalintensität am Patienten zu reduzieren. Notärzte können entsprechend dieser geregelten Ausbildungen Maßnahmen unmittelbar delegieren. Sie müssen somit nicht immer in persönliche Nähe zum Patienten treten, sondern können als echte Teamleader agieren und die praktisch-manuelle Versorgung dieser kritischen Patienten entsprechend anleiten.

10. Palliation in der Pandemie

Eine hohe Belastung der medizinischen Versorgung im Rahmen einer Pandemie darf nicht dazu führen, dass Menschen gänzlich unversorgt bleiben. Es wir unter Umständen geboten sein, nicht mehr allen Erkrankten die höchstwertige technisch und medizinisch machbare Versorgung zukommen zu lassen, sondern sehr kritisch die Chancen auf einen kurativen Behandlungserfolg abzuwägen und – gemäß dem Ergebnis dieser Beurteilung – gegebenenfalls auf eine palliative Versorgung wechseln.

Diese Änderung bedeutet jedoch keinesfalls die Einstellung medizinischer Maßnahmen, sondern die Änderung des Therapiezieles. Es wird im Rahmen der Palliation nur das kurative Ziel als nicht mehr erreichbar eingestuft. Das Ziel des Schutzes der verbleibenden Lebensqualität muss jedoch weiterverfolgt werden (*Ting* et al., 2020). Im Fokus steht die Symptombehandlung.

Mit der Aufgabe des kurativen Zieles können jedoch diagnostische und hochtechnisierte Ressourcen der Medizin (Laborkapazität, bildgebende Kapazitäten, Überwachungs- und Monitorkapazitäten, Spitalsbetten etc.) geschont werden, da es hier in erster Linie auf das klinische Bild der Patienten ankommt und diese vielfach auch im häuslichen Umfeld betreut werden können.

Die Selbstbestimmung der Patienten muss auch in pandemischen Situationen geachtet werden. Im Hinblick der möglichen raschen Zustandsverschlechterung sollten Pflegeinstitutionen frühzeitig den Patientenwillen mit den vorhandenen Instrumenten erheben oder diese Erhebung des Patientenwillens fördern.

Auf der einen Seite sind dies Vorsorgevollmachten und Patientenverfügungen auf der anderen Seite der Vorsorgedialog. Gerade der Vorsorgedialog erlaubt es den Patienten mit ihren betreuenden Ärzten, Pflegepersonen und Angehörigen, einen allgemein gewünschten und respektierten Willen der Patienten zu erarbeiten. Dieser Dialog muss wertschätzend, ohne Druck immer in Orientierung an den noch vorhandenen kognitiven Möglichkeiten und Wünschen der Patienten geführt und sorgfältig dokumentiert werden. Ein erfolgreich geführter und dokumentierter Vorsorgedialog gibt dem Betreuungspersonal eine Entscheidungshilfe in die Hand, nach der die palliative Betreuungsintensität ausgerichtet werden kann. Der Vorsorgedialog führt bei richtiger Anwendung nie zu einer Behandlungseinstellung, sondern zum Therapieziel „Erhalt der Lebensqualität in Beachtung des Selbstbestimmungsrechtes". (*Henry* et al., in ÖGERN 2016, S. 115 ff.)

11. Wünsche an die Legisitik / „de lege ferenda"

Im Jahr 2020 war in Bezug auf die COVID-Pandemie eine massive Anlassgesetzgebung zu beobachten, die sich an den akut auftretenden Erfordernissen orientierte.

Es sollten jedoch die gesetzlichen Regelungen der Gesundheitsberufe vorausblickend und im Gesetzgebungsprozess in ihren Vor- und Nachteilen eingehend abgewogen werden. Zudem sollten Vorkehrungen für unvorhersehbare akute Belastungen, die auch regional im Rahmen von Großunfällen, regionalen Katastrophen oder epidemischen Ausbrüchen auftreten können, getroffen werden.

In diesem Sinne ist es wünschenswert, die ärztlichen Anordnungs- und Delegationsmöglichkeiten umfassender und genereller auszugestalten. Diese Vorgehensweise hält die medizinische Therapiehoheit im Entscheidungsvorbehalt der dazu qualifizierten Ärzte, erlaubt aber die personellen Ressourcen im Bereich der Durchführung besser zu nützen.

Diese Delegationsmöglichkeit sollte jedoch nicht nur von ärztlicher Seite an die Pflege und die Sanitätsdienste möglich sein, sondern auch von Seiten des gehobene Dienstes der Gesundheits- und Krankenpflege umfassender an die Pflegeassistenzberufe und im Fall der pflegerischen Kernkompetenzen auch an die Sanitäter.

Umgekehrt sollten auch Sanitäter einzelne Tätigkeiten aus ihrem eigenverantwortlichen Tätigkeitsbereich anlassbezogen an die Pflege delegieren dürfen.

Umfassende Delegation bedeutet nicht die Aufweichung der grundsätzlichen berufsrechtlichen Zuständigkeiten, schafft aber eine deutliche Resilienz durch anlassbezogene und situationselastische Aufteilung der unmittelbaren Versorgungsaufgaben.

Im rettungsdienstlichen Bereich wäre es notwendig, endlich über den Wegfall der versorgungtechnisch völlig irrelevanten Verständigungspflichten vor Anwendung der Notfallkompetenzen nachzudenken. Die weltweit bewährte Orientierung an ärztlich vorgegebene SOP (Standard Operating Procedures) würde die Patientenversorgung medizinisch sicherer ausgestalten als die derzeitige Verständigungspflicht. Im Rahmen dieser SOP kann man auch Vorgaben für die notwendige Nachberufung eines Notarztrettungsmittels treffen, die ebenfalls zu einer deutlich höheren Versorgungssicherheit führen würde. Zusätzlich erlauben die inzwischen technisch ausgereiften Möglichkeiten der Kommunikation ein unterstützendes „Medical Control" durch qualifizierte Ärzte aus den Leitstellen, die in Folge wieder über die Entsendung oder auch Stornierung eines Notarztrettungsmittels entscheiden könnten.

Im Bereich der extramuralen Pflege gibt es aus Sicht des Autors keine medizinischen Argumente gegen eine großzügige Weiterverordnungsermächtigung durch den gehobenen Dienst der Gesundheits- und Krankenpflege für die Dauermedikation bei unverändertem und stabilem

Patientenzustand. Die im Gesetz bereits abgebildete Weiterverordnungs-ermächtigung in Bezug auf die Medizinprodukte (§ 15a GuKG) könnte hier sinnvoll fortentwickelt werden. Zweifel an der Fähigkeit, diesen Patienten-zustand beurteilen zu können, würde die Kernkompetenz des Pflegepersonals grundsätzlich in Frage stellen, da die Beurteilung dieses Zustandes und die Verständigung des ärztlichen Dienstes bei deutlichen Veränderungen im intramuralen Bereich (z.b. im Spital) zur Basis der interdisziplinären Zusam-menarbeit gehört, und demnach auch in das extramurale Setting über-tragen werden könnte.

12. Schlussbemerkung

Die derzeit laufende COVID-Pandemie darf nicht nur als medizinische Kata-strophe gesehen werden, sondern stellt auch eine nicht zu unterschätzende Chance dar, neue Versorgungsstrukturen zu etablieren und eingefahrene, wissenschaftlich und im internationalen Vergleich nicht mehr haltbare An-sichten über die interdisziplinäre Zusammenarbeit zu überdenken.

Die Möglichkeiten des Vorsorgedialoges, der Vorsorgevollmacht und der Patientenverfügung müssen weiter in den Blickpunkt gerückt und den Patienten rechtzeitig nahegebracht werden.

Palliativmedizin ist kein Abstellgleis, keine medizinische Kapitulation und keine letzte Hilfe. Palliativmedizin ist ein legitimes therapeutisches Ziel, das nicht mehr ein kuratives Ergebnis anstrebt, sondern die Lebensqualität ins Zentrum der Behandlung rückt.

Oberstes Ziel jeder medizinischen Versorgung sollte der Verbleib eines Patienten im häuslichen Umfeld bleiben. Ein Spitalstransport sollte nur dann erfolgen, wenn es für die medizinische Versorgung und/oder den me-dizinischen Erhalt der Lebensqualität bei schwer beherrschbaren Leidens-zuständen unumgänglich ist.

Quellen / Literatur:

» *Amato* et al., Volume and health outcomes: evidence from systematic reviews and from evaluation of Italian hospital data, Epidemiol Prev. Sep-Dec 2017;41(5-6 (Suppl 2)): 1-128
» *Breuer* et al., Introduction of emergency paramedic investigators in the context of the COVID-19 pandemic in the Berlin emergency medical ser-vice, in: Notf Rett Med, 2020 Sep 28; 1–10

» *Chang*, National Influenza Experience in Hong Kong, 1968, in: Bulletin of the World Health Organization. Band 41, 1969

» *Del Rio/Hernandez-Avila*, Lessions from previous influenza pandemics and from the Mexican response to the current influenza pandemic, Arch Med Res, 2009 Nov; 40(8): 677–680

» *Flamm*, Anno 1529 – der „Englische Schweiß" in Wien, die Türken um Wien, in: Wien Med Wochenschr. 2020; 170(3): 59–70

» *Grabowski/Kosinska/Knap/Brydak*, The Lethal Spanish Influenza Pandemic in Poland, Med Sci Monit, 2017

» Grippe-Epidemie, Viren aus Singapur. Auf: www.spiegel.de, in Druck erschienen am 3. Juli 1957

» *Hecker*, Der Englische Schweiß. Ein ärztlicher Beitrag zur Geschichte des fünfzehnten und sechzehnten Jahrhunderts, 1834

» *Henry/Schuh/Beyer*, Der Vorsorgedialog – Ein Kommunikationsinstrument der vorausschauenden Planung im interprofessionellen Team, in: ÖGERN (Hrsg.), Notfallmedizin am Lebensende, 2016, 115–123

» *Hwa Jin Cho* et al., ECMO use in COVID-19: lessons from past respiratory virus outbreaks – a narrative review, Crit Care. 2020; 24: 301

» *Johnson/Müller*, Updating the Accounts: Global Mortality of the 1918-1920 „Spanish" Influenza Pandemic, in: Bulletin of the History of Medicine 76, 2002

» *Nicola* et al., The socio-economic implications of the coronavirus pandemic (COVID-19): A review, International Journal of Surgery 78 (2020) 185–193

» *Pinsky* et al., Intensive Care Medicine in 2050: Cost-Effectiveness Analysis, Intensive Care Med. 2017 July ; 43(7): 1039–1040

» *Prause/Kainz,* Notarzt – ein Arzt für alle Fälle?, Österreichische Ärztezeitung 13/14 (15.7.2014)

» *Ting* et al., Palliative care for patients with severe covid-19, BMJ 2020; 370:m2710

» *Walton/Murray/Christian*, Mental health care for medical staff and affiliated healthcare workers during the COVID-19 pandemic, European Heart Journal: Acute Cardiovascular Care 2020, 1–7

» *Wan-Jie Gu*, Relationship between Annualized Case Volume and Mortality in Sepsis A Dose–Response Meta-analysis, Anesthesiology July 2016, Vol. 125, 168–179

» World Health Organization (WHO), Pandemic Influenza Risk Management, 2017

öGERN

Rechtsrahmen zur Beistandspflicht bei sterbenden COVID-19-Patienten

1. Einleitung
2. Vorbereitung auf Verknappung der Ressourcen
3. Therapieziel genau analysieren
4. Beistandspflicht bei Sterbenden im Ärztegesetz verankert
5. Bezug zur COVID-Pandemie

Team der ÖGERN

Das sind interessierte Mitglieder, die im Rahmen der Vereinstätigkeit der Öst. Gesellschaft für Ethik und Recht in der Notfall- und Katastrophenmedizin beim Abfassen von Stellungnahmen mitwirken. Die ÖGERN verfolgt dabei das Ziel, den wissenschaftlichen Diskurs zu Themen aus der Praxis zu fördern und dabei berufs- und verbandspolitisch neutral zu agieren.

Mail: vorstand@oegern.at
Web: www.oegern.at

öGERN

1. Einleitung

Das österreichische Gesundheitswesen ist durch die steigende Anzahl an COVID-Erkrankten herausgefordert. Auch das Gesundheitspersonal ist dadurch belastet. Hinzu kommen Unsicherheiten bezüglich der aktuell geltenden Rechtslage als auch neue ethische Fragestellungen. Mit Bezug zur Stellungnahme der Bioethikkommission sowie der Öst. Gesellschaft für Anästhesiologie, Reanimation und Intensivmedizin (ÖGARI) und der Öst. Palliativgesellschaft (OPG) möchten wir uns als ÖGERN ausgewählten rechtlichen Aspekten widmen.

Die Stellungnahme ist am 8.4.2020 veröffentlicht worden. Zu einer Zeit, in der die COVID-Pandemie ihren ersten Höhepunkt in Österreich hatte.

2. Vorbereitung auf Verknappung der Ressourcen

Internationale Daten aus Italien, Spanien und Frankreich haben gezeigt, dass durch die COVID-Pandemie das Gesundheitswesen rasch an die Grenzen der Versorgungsmöglichkeiten gebracht werden kann. Österreich hat frühzeitig umfassende Schutzvorkehrungen eingeleitet, sodass davon auszugehen ist, dass die COVID-Pandemie aktuell hierorts unter kontrollierten Bedingungen abläuft. Doch die zukünftigen Entwicklungen sind ungewiss, sodass eine Vorbereitung auf eine Verknappung von Ressourcen geboten erscheint.

Kommt es zur Überschreitung der Versorgungsmöglichkeiten, dann sind die Gesundheitsberufe (v.a. die Ärzte) gezwungen zu triagieren. In Anbetracht der gegebenen Möglichkeiten bedeutet dies, Therapieziele individuell zu adaptieren.

3. Therapieziele genau analysieren

Diese Adaptierung wird dazu führen, dass für einzelne Patienten frühzeitig ein palliatives Vorgehen definiert werden muss. Diese Therapiezieländerung ist eine medizinische Entscheidung, die sich an den aktuell vorhandenen Möglichkeiten, den verfügbaren medizinischen Versorgungsalternativen und den Überlebenschancen der einzelnen Patienten orientieren wird (ARGE Ethik der ÖGARI).

Die Definition eines neuen Therapieziels enthebt jedoch die behandelnden Gesundheitsberufe, insbesondere Ärzte und die Gesundheits- und Krankenpflegeberufe, nicht von einer ethischen Verpflichtung, eine angemessene palliative Versorgung der Patienten zu gewährleisten (OPG).

4. Beistandspflicht bei Sterbenden im Ärztegesetz verankert

Von rechtlicher Seite wurde mit der Ärztegesetz-Novelle 2019 eine neue Berufspflicht für Ärzte eingeführt; nämlich eine Beistandspflicht für Sterbende. Sie ist im § 49a Ärztegesetz geregelt und schafft somit auch im Pandemiefall eine sichere Basis für das ärztliche Handeln, sollte eine Anwendung nötig werden.

Nach den Erläuterungen zum Gesetz wurde diese Bestimmung in Anlehnung an die (Muster-) Berufsordnung für die in Deutschland tätigen Ärzte formuliert. Die Grundsätze der Bundesärztekammer zur ärztlichen Sterbebegleitung besagen, dass Ärzte verpflichtet sind, Sterbenden, das heißt Kranken oder Verletzten mit irreversiblem Versagen einer oder mehrerer vitaler Funktionen, bei denen der Eintritt des Todes in kurzer Zeit zu erwarten ist, so zu helfen, dass sie menschenwürdig sterben können. Die Hilfe besteht in palliativmedizinischer Versorgung und damit auch in Beistand und Sorge für die Basisbetreuung.

Dazu gehören nicht immer Nahrungs- und Flüssigkeitszufuhr, da sie für Sterbende eine schwere Belastung darstellen können. Jedoch müssen Hunger und Durst als subjektive Empfindungen gestillt werden. Maßnahmen, die den Todeseintritt nur verzögern, sollen unterlassen oder beendet werden. Bei Sterbenden kann die Linderung des Leidens so im Vordergrund stehen, dass eine möglicherweise dadurch bedingte unvermeidbare Lebensverkürzung hingenommen werden darf (Regierungsvorlage zur Ärztegesetz-Novelle 2019).

Diesbezüglich wurde im § 49a Ärztegesetz eine Klarstellung dahingehend getroffen, dass es im Sinne der Beistandspflicht bei Sterbenden insbesondere auch zulässig ist, im Rahmen palliativmedizinischer Indikationen Maßnahmen zu setzen, deren Nutzen zur Linderung schwerster Schmerzen und Qualen im Verhältnis zum Risiko einer Beschleunigung des Verlusts vitaler Lebensfunktionen überwiegt. Auf den Punkt gebracht bedeutet dies, dass Medikamente im Rahmen der Palliative Care so zu dosieren sind, dass damit eine Symptomkontrolle hergestellt werden kann. Dabei sollte man sich symptomorientiert hochtitrieren. Wenn jedoch zur Linderung schwerster Schmerzen und Qualen solche Dosen nötig sind, die den Verlust vitaler Lebensfunktionen (so auch den Todeseintritt) beschleunigen, so ist dies juristisch zulässig. Ultima ratio ist auch eine palliative Sedierung zu erwägen (siehe dazu *Weixler* et al., Leitlinie zur Palliativen Sedierungstherapie, 2016).

Mit dem in § 49a Ärztegesetz verwendeten Begriff „Qualen" sind Leiden oder Angstzustände gemeint, die wegen ihrer beträchtlichen Intensität oder weil sie einen gewissen Zeitraum andauern oder sich wiederholen, mit einer erheblichen Beeinträchtigung des psychischen der physischen Wohlbefindens des Betroffenen verbunden sind (OGH 12 Os 40/16y).

Durch die Worte „Beschleunigung des Verlusts vitaler Lebensfunktionen" soll klargestellt sein, dass keinesfalls eine Rechtsgrundlage für Euthanasie bzw. Sterbehilfe geschaffen wird, es sich vielmehr um eine indizierte ärztliche Maßnahme bei einem laufenden Sterbeprozess handelt (Regierungsvorlage zur Ärztegesetz-Novelle 2019).

Da es ohnehin zulässig ist, einem unaufhaltsamen Sterbeprozess seinen Lauf zu lassen (Sterben zulassen), ist laut *Birklbauer* der Verweis auf den „laufenden Sterbeprozess" verwirrend. Gemeint sei wohl, dass es im Sinne des höheren Ziels z.b. einer Schmerzbehandlung zulässig ist, einen noch nicht unaufhaltsam begonnenen Sterbeprozess zu unterstützen. Die Grenze zur verbotenen Beschleunigung des Sterbeprozesses bildet der Umstand, dass die Schmerzbehandlung medizinisch indiziert und die verabreichte Dosis vertretbar sein muss (*Birklbauer*, JMG 4-2018).

Zuletzt ist noch auf die Wichtigkeit der nachvollziehbaren Dokumentation bei palliativen Behandlungsentscheidungen hinzuweisen. Wenn möglich, sollte eine Ethikberatung beigezogen werden. Zudem gelten die üblichen rechtlichen / ethischen Grundsätze von Behandlungsentscheidungen weiterhin, sodass primär die Indikation einer Behandlung zu klären ist und danach die Patienten-Zustimmung (aktuell oder vorgelagert kommuniziert bzw. Zustimmung eines befugten Vertreters) einzuholen ist. Es ist jedoch zu betonen, dass katastrophenmedizinische Grundsätze die Indikationsbeurteilung im Einzelfall verändern (siehe ARGE Ethik der ÖGARI). Im Falle einer erfolgten Triage kann demnach ein Patient eine (priorisierte) Behandlung nicht einseitig erzwingen.

5. Bezug zur COVID-Pandemie

Mit Bezug auf die in der Einleitung hingewiesen Stellungnahmen sind auch COVID-Patienten, für die ein palliatives Therapieziel definiert wurde, unter den obigen Voraussetzungen als Sterbende im Sinne des § 49a Ärztegesetz anzusehen. Die Beistandspflicht bei Sterbenden schafft somit auch im Pandemiefall eine sichere Basis für das ärztliche Handeln. Es bleibt wohl zu hoffen, dass die zu definierenden Therapieziele im Rahmen der Pandemie nicht durch die Verknappung der intensivmedizinischen Kapazitäten (und somit katastrophenmedizinische Grundsätze) bestimmt werden.

Quellen / Literatur:

» ARGE Ethik der Öst. Gesellschaft für Anästhesiologie, Reanimation und Intensivmedizin (ÖGARI), Allokation intensivmedizinischer Ressourcen aus Anlass der Covid 19 Pandemie, 17.3.2020

» Bioethikkommission beim Bundeskanzleramt, Zum Umgang mit knappen Ressourcen in der Gesundheitsversorgung im Kontext der Covid-19-Pandemie, 31.3.2020

» *Birklbauer*, Die gesetzliche Verankerung der „indirekten Sterbehilfe": ein Schritt in die richtige Richtung, JMG 4-2018

» *Birklbauer/Hauer*, Entscheidung zur Komforttherapie bei infauster Prognose, RdM 2017/4

» *Halmich*, Recht in der Palliative Care (2019)

» Öst. Gesellschaft für Ethik und Recht in der Notfall- und Katastrophenmedizin (ÖGERN), Notfallmedizin am Lebensende (2016)

» Öst. Palliativgesellschaft (OPG), Positionspapier zu COVID-19, 20.3.2020

» Regierungsvorlage zur Ärztegesetz-Novelle 2019

» *Weixler* el al., Leitlinie zur Palliativen Sedierungstherapie. Ergebnisse eines Delphiprozesses der Österreichischen Palliativgesellschaft (2016)

öGERN

Gewalt in der Präklinik – ein vielschichtiges Phänomen

1. Einleitung
2. Was ist Gewalt?
3. Bedeutung für das Gesundheitspersonal
4. Gewaltereignisse im Rettungsdienst – eine Auswertung
5. Strategien zur Vermeidung von aggressiven Übergriffen
6. Schlussbemerkung

Mag. Alexander Auer MSc
ist Sanitäter (NFS-NKI), Ausbildner und IKT-Sicherheitsbeauftragter bei der Berufsrettung Wien sowie Gesundheitswissenschafter. Er hält vielfach Vorträge u.a. zu Aggressions- und Gewaltmanagement im Rettungsdienst.

Mail: alexander.auer@wien.gv.at
Web: rettung.wien.at

öGERN

1. Einleitung

Jeder kann wütend werden, das ist einfach. Aber wütend auf den Richtigen zu sein, im richtigen Maß, zur richtigen Zeit, zum richtigen Zweck und auf die richtige Art, das ist schwer. (Zitat von *Aristoteles*)

Aggression und Gewalt werden immer wieder im Zusammenhang mit der präklinischen Versorgung von Patienten genannt. Über Zahlen und Auswirkungen können aber keine genauen Aussagen getroffen werden. Grund dafür ist unter anderem, dass es eine beinahe unüberschaubare Fülle an Definitionen für Gewalt und Aggression, und auch nur wenige flächendeckende aktive Erfassungssysteme gibt.

2. Was ist Gewalt?

Für den Bereich der Pflege wurden folgende Aussagen durch das International Council of Nurses (ICN) getroffen:

» Aggression ist ein demütigendes, herabsetzendes oder anderes Verhalten, das einen Mangel an Respekt vor der Würde und dem Wert einer Person zeigt.

» Gewalt ist ein destruktives Verhalten gegenüber anderen Personen. (ICN-International Council of Nurses, 2001)

Grundsätzlich geht das ICN aber davon aus, dass allein das Ziel der Angriffe (Opfer) entscheidet, was Gewalt ist. Gerade im präklinischen Bereich werden Angriffe auf Rettungsdienstpersonal als Teil der Aufgabe gesehen. Außer Frage steht jedoch, dass die Normalität der Mitarbeiter keineswegs als normal bezeichnet werden kann. Untersuchungen haben aber auch gezeigt, dass die Schwelle, an der Handlungen als Aggression gesehen werden (z.B. Beschimpfungen), bei Gesundheits- bzw. Einsatzpersonal weitaus höher liegt, als bei der restlichen Bevölkerung. Auch „kleinere" Verletzungen, die im Dienst durch Patienten zugefügt werden, werden oft als „zum Job gehörend" oder als Routine betrachtet.

Ein weiterer Aspekt ist, dass einige Krankheitsbilder – wie psychische Erkrankungen, Demenz, Hypoglykämie, Alkohol- und Drogenabusus – mit aggressivem und gewalttätigem Verhalten einhergehen können.

3. Bedeutung für das Gesundheitspersonal

Die Mitarbeiter von Gesundheitsdiensten bewegen sich ständig in Interaktion mit den Patienten, Angehörigen, Ersthelfern; aber auch immer wieder mit Schaulustigen, die die Einsatzkräfte behindern, fotografieren, aber auch filmen und/oder den Einsatzablauf lautstark kommentieren. Dabei kommen die Mitarbeiter immer wieder in ein Spannungsfeld zwischen:

» Recht
» Recht haben wollen
» Macht
» Stolz
» Stärke / Schwäche
» Hilflosigkeit
» Angst
» Selbstwertgefühl
» Selbstverteidigung

Diese Gefühle können jederzeit von beiden Seiten empfunden bzw. ausgestrahlt werden. Wie das Verhalten aufgenommen und interpretiert wird, entscheidet das jeweilige Gegenüber.

Grundsätzlich kann davon ausgegangen werden, dass durch Rettungsdienstpersonal Hilfe in Ausnahmesituationen angeboten wird. In der Regel wird diese auch dankend von den Patienten angenommen. Jedoch muss den Einsatzkräften auch bewusst sein, dass eine für sie alltägliche Situation, die absolute Ausnahme für die Betroffenen ist. Die Auslöser, welche zu aggressiven Übergriffen gegen Rettungsdienstmitarbeiter führen können, werden in der Tabelle 1 aufgeführt:

Schreckreaktion, Angst, verhinderte Flucht	Unfallopfer bzw. Unfallverursacher
Behinderung des Besitzstrebens (z.B. Territorium)	Fremde Person (z.B. Rettungsdienstmitarbeiter) in der Wohnung
Behinderung des Bewegungsdranges	Patient kann sich aufgrund einer Verletzung nicht bewegen oder soll sich wegen des Krankheitsbildes nur mehr beschränkt bewegen (z.B. Herzinfarkt)

Behinderung der Selbständigkeit	Rettungsdienst entscheidet, was mit dem (nicht-entscheidungsfähigen) Patienten passiert.
Unterschreiten der Individualdistanz	Sanitäter und (Not)Ärzte müssen zur Behandlung des Patienten in dessen Individualdistanz eindringen.
Überforderung (z.b. bei großer Ungewissheit)	Gedanken des Patienten: „Was wird aus mir?" oder „Was passiert mit mir?"
Behinderung von Neugierde und Wissbegierde	Abschirmen des Patienten zum Schutz vor Schaulustigen
Verlusterlebnis (erste Trauerphase)	Überbringen einer Todesnachricht nach erfolgloser Reanimation

Tabelle 1: Aggressionsauslöser

4. Gewaltereignisse im Rettungsdienst – eine Auswertung

Bei der Auswertung von 203 gemeldeten Übergriffen bei der Berufsrettung Wien zeigte sich, dass rund 57 % von männlichen Patienten verübt wurden. 22,4 % waren weibliche Patientinnen. Bei Angehörigen und Unbeteiligten zeigte sich, dass der Anteil der männlichen Aggressoren weitaus höher ist. Anhand der Auswertung konnte jedoch nicht eruiert werden, ob aggressives Verhalten von Frauen eher toleriert wird als das von Männern und daher auch seltener gemeldet wurde. Aufgrund der zeitlichen Auswertung der gemeldeten Fälle muss angenommen werden, dass in den Nachtstunden und an den Wochenenden vermehrt mit aggressiven Übergriffen rechnen muss.

Knapp 90 % der Angriffe fanden zu gleichen Teilen in der Wohnung (Vergleich mit Tabelle 1: „Behinderung des Besitzstrebens"), im freien Gelände/ Straße („Behinderung des Bewegungsdranges/der Selbständigkeit") und im Einsatzfahrzeug („Unterschreitung der Individualdistanz") statt.

Nachdem bei lediglich 6,9 % der gemeldeten Fälle gefährliche Gegenstände, wie Messer oder ähnliches verwendet wurden, zeigt sich, dass der immer wieder geforderte Wunsch nach Stichschutzwesten für den Rettungsdienst, zumindest in Wien, als nicht zielführend bezeichnet werden muss. Einerseits konnte im Beobachtungszeitraum keine Verletzung verzeichnet werden (es blieb lediglich bei einer Bedrohung), andererseits könnte es zu einem übertriebenen Sicherheitsgefühl des Personals führen. Ziel des Rettungsdienstes muss es sein, sich aus gefährlichen Situationen zurückzuziehen, und nicht den Aggressor zu überwältigen.

5. Strategien zur Vermeidung von aggressiven Übergriffen

Wie bereits am Beginn des Artikels beschrieben, entstehen viele aggressive Übergriffe im Zuge der Interaktion zwischen den am Notfallort anwesenden Personen und der Mitarbeiter des Rettungsdienstes. In den Schulungen der Berufsrettung Wien wird das Personal intensiv geschult, auf die nonverbale Kommunikation zu achten. So wird z.B. auf die möglicherweise negative Wirkung von verschränkten Armen oder auch Händen in der Hosentasche hingewiesen. Des Weiteren werden hilfreiche Körpersprachen im Zuge eines Einsatzes besprochen. Dazu zählen unter anderem:

» Ruhiges Atmen
» Ruhiges, sicheres, nicht provokantes Auftreten
» Nicht ängstliches Auftreten
» Gleiche Höhe zum Patienten
» Ruckartige und hektische Bewegungen vermeiden
» Sich langsam nähern und entfernen
» Blickkontakt herstellen, ohne zu starren
» Großzügige Körperdistanz
» Über jede Handlung informieren (verbal)
» Nicht den Patienten, sondern die Situation beherrschen (Haltung)

Neben der Körpersprache kann auch das Überdenken der eigenen Einstellung zur Reduktion von aggressiven Übergriffen führen. Statt irrationalen konflikterzeugenden Gedanken, wie

» „Ich muss helfen und er muss sich helfen lassen."
» „Er muss tun, was ich ihm sage, denn ich weiß, was für ihn gut ist."
können rationale hilfreiche Gedanken, wie

» „Ich biete ihm meine Hilfe an, aber er muss diese nicht annehmen."
» „Ich achte ihn als Person."
helfen, eine entspannte Atmosphäre am Einsatzort zu schaffen.

6. Schlussbemerkung

Zusammenfassend kann gesagt werden, dass – abgesehen von krankheitsbedingten Aggressionen – angespannte Situationen durch zielgerichtete Kommunikation und angepasster Körpersprache deeskaliert werden können. Sollte die Lage nicht mit einfachen Mitteln unter Kontrolle gebracht werden können, ist ein geordneter Rückzug und die Hinzuziehung der Polizei das Mittel der Wahl.

Quellen / Literatur:
Anzufragen beim Autor.

Alexander Auer

über Gewalt im Rettungsdienst

öGERN

Gewalt gegen Gesundheitsberufe: Strafrechtliche Sanktionen für Täter?

1. Einleitung
2. (Erweiterter) Schutz durch das Strafrecht im Gesundheitsbereich
3. Tätlicher Angriff auf Angehörige des Gesundheits- oder Rettungswesens
4. Körperverletzung
5. (Herkömmlicher) Schutz durch Abwehrmöglichkeiten bei Angriffen
6. Schutz, um Rettungshandlung nicht zu gefährden – mit Blick nach Deutschland
7. Schlussbemerkung

Univ.-Prof.[in] Dr.[in] Karin Bruckmüller
ist Universitätsprofessorin für Strafrecht und Strafprozessrecht an der Sigmund Freud Privatuniversität in Wien. Ihre Forschungs- und Vortragsschwerpunkte sind u.a. das Medizin- und Pflegestrafrecht sowie die Medizin- und Pflegeethik.

Mail: karin.bruckmueller@jus.sfu.ac.at
Web: www.sfu.ac.at

Die Autorin dankt *Maximilian Hofbauer* (SFU) für die wertvolle Unterstützung bei der Verschriftlichung des Vortrages.

öGERN

1. Einleitung

Angriffe gegen Angehörige von Rettungskräften und Mitarbeitern im gesamten Gesundheitsbereich kommen laufend vor. Dies zeigen nicht nur Medienberichte aus dem In- und Ausland (siehe etwa *Mair* und *Spilcker*), sondern auch der Beitrag von *Alexander Auer* sowie die Statistik der AUVA, die *Michael Halmich* in seinem Buch zum Gewaltschutzrecht für Gesundheitsberufe 2020 veröffentlicht hat. Ein Auszug:

„Um einen Eindruck von der Gewalt gegenüber Gesundheitsberufen zu bekommen, kann auch die Statistik der Allgemeinen Unfallversicherungsanstalt AUVA in Bezug auf Arbeitsunfälle herangezogen werden. Im Beurteilungszeitraum 2013–2017 ging die Ursache eines Arbeitsunfalles bei Gesundheitsberufen in 8,8 % auf eine Gewalt zurück (3.125 bei gesamt 35.523). Die 3.125 Unfälle bei Gesundheitsberufen mit Gewaltkonnex verteilen sich auf das unterschiedliche Gesundheitspersonal wie folgt:

» 65,2 % Pflegepersonen, Hebammen
» 14,7 % Gesundheits- / Betreuungsberufe, die zu Hause bzw. in einer Familie tätig sind
» 5,5 % Tierärzte, veterinärmed. Fach- und Hilfspersonen
» 5,1 % Rettungsdienstpersonal (Sanitäter)
» 2,1 % Ärzte
» 7,4 % Sonstige"

Dabei erreichen diese Attacken häufig ein Gefahrenpotential, sodass das Strafrecht mit dessen Sanktionen relevant wird.

2. (Erweiterter) Schutz durch das Strafrecht im Gesundheitsbereich

Das Strafrecht, genau genommen das Strafgesetzbuch (StGB), bietet dem Gesundheitspersonal in zweierlei Hinsicht Schutz.

Einerseits schützt es Angehörige eines Gesundheitsberufes als potenzielle Täter vor einer Bestrafung, nämlich dann, wenn in Ausübung des Berufs ein Patient lediglich leicht fahrlässig (und nicht grob fahrlässig – also nicht in besonders auffallender Weise sorgfaltswidrig) verletzt oder auf andere Art gesundheitlich geschädigt wird (§ 88 Abs. 2 Z. 3 StGB). Damit trägt der Gesetzgeber der Gefahrengeneigtheit dieser Berufsgruppe Rechnung.

Andererseits versucht der Gesetzgeber der Gewalt gegen das Gesundheitspersonal mit dem Strafrecht zu begegnen, um die Berufsgruppe bestmöglich davor zu schützen, Opfer von Patienten, zu Rettenden oder auch von Dritten im Rahmen ihrer Tätigkeit zu werden. Daher wurde (neben den bereits einschlägigen Delikten wie u.a. Nötigung, Freiheitsentziehung) durch die Novelle des Gewaltschutzgesetzes ein tätlicher Angriff gegen Gesundheits- und Rettungspersonal, der zu keiner Verletzung führt, eigens unter Strafe gestellt (§ 91a Z. 2 StGB).

Zudem versah der Gesetzgeber bereits zuvor die (vorsätzliche) einfache Körperverletzung gegen Mitglieder dieser Berufsstände und Organisationen mit einer höheren Strafdrohung (§ 83 Abs. 3 Z 2 StGB). Damit hat er der vermehrt erhobenen Forderungen aus der Praxis entsprochen und damit auch dem verstärkten Risiko, Ziel von Übergriffen aber auch Respektlosigkeiten zu werden, Rechnung getragen.

Durch den Einsatz des Strafrechts und vor allem durch die mit dessen Sanktionsmöglichkeiten einhergehende Symbolwirkung und Abschreckung soll die Gewaltbereitschaft potenzieller Täter gemindert und das Pflege- und Gesundheitspersonal besser geschützt werden.

3. Tätlicher Angriff auf Angehörige des Gesundheits- oder Rettungswesens

Der Tatbestand des § 91a StGB, den man ursprünglich für Bedienstete öffentlicher Verkehrsmittel schuf, wurde erweitert und lautet nunmehr nach der Einbeziehung von Pflege- und Gesundheitspersonal durch die Ergänzung der Ziffer 2 wie folgt:

„Wer eine Person, die in einem gesetzlich geregelten Gesundheitsberuf, für eine anerkannte Rettungsorganisation oder in der Verwaltung im Bereich eines solchen Berufs, insbesondere einer Krankenanstalt, oder als Organ der Feuerwehr tätig ist, während der Ausübung ihrer Tätigkeit tätlich angreift, ist mir Freiheitsstrafe bis zu sechs Monaten oder mit Geldstrafe bis zu 360 Tagesätzen zu bestrafen."

Hinter diesem Tatbestand steht das Vorhaben, auch für den Fall Sanktionsmöglichkeiten zu schaffen, in dem ein Angriff auf Angehörige der genannten Berufsgruppen zu keiner Verletzung führt und eine solche vom Angreifer auch nicht gewollt (oder versucht) war.

Geschützt werden Personen, die einem „gesetzlich geregelten Gesundheitsberuf" angehören. Dieser Begriff ist sehr weit gefasst und beinhaltet Ärzte (sowohl im öffentlichen wie im privaten Bereich), Zahnärzte, Pflegepersonen, Psychotherapeuten, klinische Psychologen, Gesundheitspsychologen, Hebammen, Apotheker, medizinische Masseure, Heilmasseure, Angehörige der medizinisch-technischen Dienste, des kardiotechnischen Dienstes, aber auch Sanitäter. (*Nimmervoll* in Leukauf/Steininger § 88 Rz 16a; siehe auch EBRV SozBeG 698 BlgNR 22. GP 7)

Obwohl Sanitäter bereits vom Wortlaut umfasst wären, werden „Personen, die bei anerkannten Rettungsorganisationen tätig sind" gesondert angeführt. Der Begriff der „anerkannten Rettungsorganisation" ist, so lassen die Begleitmaterialien des Ministeriums zu der betreffenden Gesetzesnovelle erkennen, hier sehr weit zu verstehen und meint ausdrücklich auch solche Rettungs- und Transportdienste, die außerhalb des öffentlichen Bereichs erfolgen, also etwa, wenn sie medizinisch nicht indiziert sind und insofern als private Krankentransporte gelten. (*Birklbauer*, JMG 2019, 224 sowie ÖZPR 2020/3, 4, 6)

Es bedarf keiner Anstellung bei der betreffenden Organisation; abgestellt wird allein auf die Tätigkeit bei einer solchen. Somit ist auch eine ehrenamtliche Tätigkeit oder Mitarbeit als Zivildiener ausreichend, um unter diesen strafrechtlichen Schutz zu fallen.

Unter den Schutzbereich dieser Norm fallen nicht nur Personen „im Einsatz", sondern auch solche, die in der Verwaltung tätig sind, beispielsweise für Journal- und Telefontätigkeiten im Rettungsdienst. (Vgl. *Birklbauer*, JMG 2019, 224 f. sowie ÖZPR 2020/3, 4, 6)

Bestraft werden „tätliche Angriffe" gegen die oben genannten Personen. Dieser Begriff bedeutet im Sinne der Norm eine unmittelbar auf den Körper zielende Einwirkung, ohne dass der Angreifer dabei einen bestimmten Verletzungserfolg beim Opfer tatsächlich herbeiführen will. In der juristischen Literatur werden als Beispiele für solche Angriffshandlungen unter anderem das (folgenlose) Versetzen von Stößen oder das Reißen an der Bekleidung, sodass der Stoff beschädigt wird, angeführt. Einer unmittelbaren körperlichen Berührung durch den Täter bedarf es dabei nicht zwingend. Auch das Werfen von Gegenständen auf das Opfer wird etwa als tätlicher Angriff gewertet. Selbst dann, wenn das Wurfgeschoss nicht trifft, stellt das immer noch einen Versuch eines tätlichen Angriffs dar, der ebenfalls zu einer Strafbarkeit des Täters führen kann. (*Jerabek/Ropper* in Höpfel/Ratz § 91a Rz 35; *Birklbauer*, JMG 2019, 224 sowie ÖZPR 2020/3, 4, 6)

Interessanterweise wird das bloße Ergreifen des Armes nicht als solcher tätliche Angriff gesehen. Begründet wird dies in der Literatur damit, dass sich eine solche Verhaltensweise nicht gegen den Körper richtet bzw. keine Schmerzen bereiten soll. (*Jerabek/Ropper* in Höpfel/Ratz § 91a Rz 7; *Schwaighofer* in Birklbauer et al. § 270 Rz 2)

Um einen Täter für einen solchen tätlichen Angriff zu belangen, muss dieser während der Tätigkeitsausübung im Gesundheitsberuf oder für eine Rettungsorganisation stattfinden. Erfolgt dieser nach der Dienstzeit, auch wenn er im Zusammenhang mit der Tätigkeit im Gesundheitsberuf steht, kommt es zu keiner Strafbarkeit. War ein Patient oder ein Angehöriger beispielsweise mit der Behandlung oder dem Umgang nicht zufrieden und lauert daher am Abend dem Arzt auf, um ihn tätlich anzugreifen, ist die Norm nicht anwendbar. (*Birklbauer*, JMG 2019, 225 sowie ÖZPR 2020/3, 4, 6 f.)

Anders verhält es sich, wenn man das Beispiel derart ändert, dass es dabei zu einer vorsätzlichen Körperverletzung kommt oder eine solche gewollt ist, aber nicht glückt. Hier greift das Delikt der Körperverletzung, das nicht rein auf den zeitlichen Aspekt der Tätigkeit im Dienst abstellt (dazu mehr unten).

4. Körperverletzung

Die Strafbarkeit bei einer Körperverletzung gegenüber Personen im Gesundheitsbereich wurde nunmehr gesondert in den § 83 StGB in einem Abs. 3 aufgenommen.

Wer nämlich einen anderen vorsätzlich am Körper verletzt oder vorsätzlich am Körper misshandelt und dadurch fahrlässig verletzt, ist mit einer Freiheitsstrafe bis zu zwei Jahren zu bestrafen. Wenn das Opfer jedoch „in einem gesetzlich geregelten Gesundheitsberuf, in einer anerkannten Rettungsorganisation oder in der Verwaltung im Bereich eines solchen Berufes, insbesondere einer Krankenanstalt, oder als Organ der Feuerwehr" tätig ist und die Tat „während oder wegen der Ausübung ihrer Tätigkeit" begangen wird, ist der Täter mit Freiheitsstrafe bis zu zwei Jahren zu bestrafen.

Das Besondere und Neue daran ist, dass die Tat seit 1.1.2020 mit doppelt so hoher Strafe bedroht ist, als wenn eine nicht diesem Berufsstand angehörige Person Opfer der Körperverletzung wäre. Diese Erhöhung der Strafdrohung, abhängig vom besonderen Merkmal des Opfers (hier der besonders zu schützendes Berufsgruppe), soll präventiv wirken. Der Täter soll durch die erhöhte Strafe mit besonderem Nachdruck von der Begehung der Tat abgehalten werden.

Dabei schützt § 83 Abs. 3 StGB dieselben Personengruppen, die oben bereits im Zusammenhang mit § 91a StGB erläutert wurden.

Der Begriff "Körperverletzung" meint in diesem Zusammenhang "jede nicht unerhebliche Beeinträchtigung der körperlichen Integrität". Typisch sind u.a. Wunden, Gehirnerschütterungen, Prellungen oder Brüche. Es bedarf aber einer gewissen Erheblichkeitsschwelle für eine Strafbarkeit; so reicht ein bloßes Herbeiführen eines Unwohlseins noch nicht aus, um eine Sanktion zu rechtfertigen. (*Burgstaller/Fabrizy* in Höpfel/Ratz § 83 Rz 6ff.)

Eine Körperverletzung muss entweder vorsätzlich herbeigeführt worden sein; also der Täter hält es zumindest ernstlich für möglich und findet sich damit ab, den Retter zu verletzen. Oder die Verletzung erfolgt fahrlässig aufgrund eines Misshandlungsvorsatzes; d.h. der Täter wollte tatsächlich nur eine üble, unangemessene Behandlung auf das körperliche Wohlbefinden des Opfers bewirken und er führt dadurch fahrlässig eine Körperverletzung herbei.

Auch das Hervorrufen einer Gesundheitsschädigung beim Opfer (etwa einer Krankheit) wird von Abs. 3 umfasst. Dieses bisher nicht besonders realistische Szenario erscheint im Hinblick auf die COVID-Pandemie zunehmend denkbarer; etwa, wenn eine Person, die COVID-positiv getestet ist, eine Person aus dem Gesundheits- oder Rettungsbereich anspuckt oder sonst nicht notwendiger Weise zu nahe kommt und so die Krankheit überträgt.

Wie beim oben erläuterten tätlichen Angriff (§ 91a StGB) ist auch bei der Körperverletzung der zeitliche Zusammenhang von zentraler Relevanz, sodass Körperverletzungen an Angehörigen des Rettungs- und Gesundheitswesens dann mit dem erhöhten Strafmaß sanktioniert werden, wenn sie während deren Tätigkeit passieren. Die Ursache für den Angriff spielt dann keine Rolle mehr. Daher fallen Körperverletzungen etwa in Rettungsräumlichkeiten während der Tätigkeit, auch wenn der Angriff aus Eifersucht erfolgt, unter die Qualifikation. (*Birklbauer*, JMG 2019, 226 sowie ÖZPR 2020/3, 4, 7)

Im Gegensatz zum tätlichen Angriff nennt die Gesetzesstelle zur Körperverletzung aber als mögliche Alternative zum zeitlichen Zusammenhang ("während der Tätigkeit") einen kausalen Zusammenhang ("wegen der Tätigkeit"). Das heißt, dass auch vorsätzliche Körperverletzungen außerhalb der Dienstzeit, die wegen oder überwiegend wegen der Tätigkeit im Gesundheits- und Rettungsbereich erfolgen, schwerer zu bestrafen sind. Wird beispielsweise ein Pfleger aus einem Krankenhaus außerhalb der Dienstzeit am Abend von einem früheren Gepflegten geschlagen, da dieser mit der Pflege unzufrieden war, so stellt dies einen solchen Fall dar (*Burgstaller/ Fabrizy* in Höpfel/Ratz § 83 Rz 44).

Das Strafgesetzbuch soll hier mit einen möglichst weiten (zeitlich und inhaltlichen) Schutzbereich und einer höheren Strafdrohung Gewalt mit Körperverletzungsvorsatz verhindern bzw. verringern.

5. (Herkömmlicher) Schutz durch Abwehrmöglichkeiten bei Angriffen

Betroffene dürfen sich sowohl bei (drohender) Körperverletzung als auch grundsätzlich bei einem tätlichen Angriff sofort gegen den Angreifer wehren; nämlich durch Notwehr (§ 3 StGB).

In ihrem Bereich soll gegebenenfalls dort, wo es möglich ist, Deeskalation statt eines Rückschlags versucht werden, um eine rasche Weiterbehandlung oder -rettung zu gewährleisten. Sie müssen sich aber keinesfalls selbst in Gefahr bringen, denn „das Recht muss dem Unrecht nicht weichen"; ein Grundgedanke des Strafrechts, der auch gerade hierin Ausdruck findet. (*Rengier* Rz 38)

Das heißt, der Angegriffene darf sich aufgrund der Notwehrregelung wehren. Zwar betrachtet das Strafrecht zuerst die Person, die sich wehrt, als mutmaßlichen Täter, bewegt sich diese allerdings innerhalb der erlaubten Grenzen der Notwehr, bleibt sie straffrei.

Damit eine Verteidigungshandlung als Notwehr gewertet werden kann, muss sie sich gegen einen unmittelbaren oder unmittelbar drohenden rechtswidrigen Angriff auf ein notwehrfähiges Rechtsgut richten. Solche Rechtsgüter sind Leib, Eigentum, Vermögen, Freiheit, sexuelle Integrität und, wie im vorliegenden Fall, die körperliche Unversehrtheit.

Gesetzt werden darf dabei jede Handlung, die notwendig ist, um den Angriff sofort und endgültig abzuwehren. Zu wählen ist dabei dennoch das schonendste zur Verfügung stehende Mittel. Auch wenn das im ersten Moment sehr einschränkend klingt, die Notwehrmöglichkeit kann im Einzelfall sehr weit gehen und auch Verletzung oder sogar Tötung des Angreifers miteinschließen.

Nicht erlaubt ist dies, wenn offensichtlich – also auf den ersten Blick erkennbar – nur ein geringer Nachteil für den Retter oder Behandelnden droht. Dies kann bei manchen rein tätlichen Angriffen (nach § 91a StGB) der

Fall sein. Hier ist die Abwehrhandlung nur eingeschränkt möglich; sie darf nämlich nicht unangemessen sein und nicht zu einer Beeinträchtigung des Angreifers führen, die in einem erheblichen Missverhältnis zum tätlichen Angriff steht. (*Lewisch* in Höpfel/Ratz § 3 Rz 40 und 137)

Die letzte Voraussetzung für Straffreiheit ist noch, dass die Notwehr ausübende Person weiß, dass sie sich in einer Notwehrsituation befindet, wovon in den Szenarien im Gesundheitsbereich wohl stets auszugehen ist.

Eine straffreie Notwehrhandlung ist auch gegen psychisch / kognitiv beeinträchtigte Personen möglich. Das ist gerade für Angehörige im Gesundheitsbereich ein wichtiger Punkt. Ein Sich-Entfernen oder Davonlaufen wird nicht verlangt. (*Lewisch* in Höpfel/Ratz § 3 Rz 108 ff.)

Das Strafrecht bietet in solchen Situationen also allgemein guten Schutz für im Rettungs- und Gesundheitswesen Tätige.

6. Schutz, um Rettungshandlung nicht zu gefährden – mit Blick nach Deutschland

Bei den Neuerungen im Gesetz schwingt neben der Abschreckung der (potentiellen) Täter und des dadurch erhofften Schutzes, die betroffenen Gruppen nicht zu Opfern werden zu lassen, auch der Respekt und die Wertschätzung für deren Tätigkeit mit. Zudem spielt sicherlich eine wichtige Rolle, dass die Rettungs- und Behandlungstätigkeiten möglichst nicht unterbrochen oder behindert werden sollten.

6.1. Bestrafung der Behinderung von hilfeleistenden Personen

Das letztgenannte Motiv hat in Deutschland zu einem besonderen Tatbestand geführt, für den das österreichische Strafrecht kein entsprechendes Äquivalent kennt. Eine Behinderung der Rettungsleistung wird dort unter dem Tatbestand „Unterlassene Hilfeleistung; Behinderung von hilfeleistenden Personen" (323c deutsches Strafgesetzbuch) explizit genannt und bestraft. Das direkte Unter-Strafe-Stellen entfaltet wiederum eine Symbolwirkung, die sich nicht zuletzt an der hohen Menge an medialer Publizität, die die Gesetzesänderung hatte, ablesen lässt. Zwar kennt das österreichische Strafrecht ein vergleichbares allgemeines Unterlassungs-Delikt (Unterlassene Hilfeleistung nach § 95 StGB), der im Nachbarland eingefügte Zusatz fehlt jedoch.

In Österreich ging der Gesetzgeber den Weg über das Verwaltungsrecht mit einer Einfügung im § 38 Sicherheitspolizeigesetz (SPG). Hier wird die rasche Wegweisung der Person, die Einsatzkräfte behindert, in den Vordergrund gestellt. Eine strafrechtliche Verfolgung ist aber nicht vorgesehen.

Die deutsche Variante, die sich mit dem Strafrecht quasi ihrer schärfsten Sanktion bedient, macht klarer, dass die Rettungskräfte und die zu Rettenden im Falle einer Behinderung im Einsatzgeschehen Opfer sind, die ein hohes Maß an Schutz verdienen. Dennoch ist eine schnelle Entfernung des Täters möglich.

Zwar lässt sich auch in Österreich eine Strafbarkeit für grobe Behinderung durch Dogmatik und dem oben genannten Delikt der Unterlassenen Hilfeleistung umsetzen, eine Ergänzung des StGB nach deutschem Vorbild könnte sich aber als symbolträchtiger und abschreckender erweisen.

6.2. Geldbußen für „Gaffen" bei Unfall

Dass das deutsche Recht in diesem Themengebiet allgemein sehr rigoros ausgestaltet ist, zeigt sich in § 113 deutsches Ordnungswidrigkeitengesetz; einer Norm, die das „Gaffen", also das aktive Beobachten eines Unfallgeschehens samt den damit einhergehenden Problemen und Risiken (allem voran eine denkbare Behinderung der Einsatzkräfte), mit hohen Verwaltungsstrafen (bis zu 1.000 Euro) belegt.

Im österreichischen Verwaltungsrecht (im Sicherheitspolizeigesetz) ist festgelgt, dass am Einsatzort störende Personen mit bis zu 500 Euro Verwaltungsstrafe belegt werden können. Zudem ist eine Festnahme möglich, wenn der Störer trotz Polizeiintervention in der strafbaren Handlung verharrt. (*Halmich*, S. 59)

7. Schlussbemerkung

Das Strafrecht ist zwar ein starkes Instrument, inwiefern es allgemein und in der Frage des Schutzes von Angehörigen im Gesundheitsbereich tatsächlich präventiv und damit abschreckend wirken kann, ist empirisch (noch) nicht erwiesen.

Von einer Symbolwirkung kann aber ausgegangen werden. Es wird dadurch wieder ins Bewusstsein gerufen, dass den Gesundheitsberufen mehr Respekt und Wertschätzung gebührt und Behandlungs- und Rettungshandlungen nicht gestört werden dürfen.

Dennoch kann das Strafrecht das Problem sicherlich nicht lösen. So wäre für eine strukturelle Deeskalation der betreffenden Problemfelder vor allem eine Verbesserung der Rahmenbedingungen in den entsprechenden Umfeldern – wie etwa in Krankenhäusern oder bei Rettungsdiensten – notwendig. (Birklbauer, JMG 2019, 227 sowie ÖZPR 2020/3, 4, 8)

Darüber hinaus bedarf es Schulungen, um Betroffene im Gesundheitsbereich einerseits präventiv auf potentielle Gefahrensituationen vorzubereiten und mit Kenntnissen unkomplizierter Deeskalationsmechanismen zu unterstützen; andererseits gegebenenfalls durch psychosoziale Betreuung begleitend oder nach einem Angriff zu stützen. Um derartige Maßnahmen bestmöglich erarbeiten zu können, bedarf es detaillierter Untersuchungen des Problemfeldes samt steter Weitererhebung und Evaluierung der entsprechenden Daten.

Vor allem aber bedarfs es einer Sensibilisierung der Bevölkerung, welchen Gefahren das so dringend benötigte Gesundheitspersonal täglich ausgesetzt ist, und ein Bewusstsein, dass dies ein ernstzunehmendes Problem für den Behandelnden bzw. Retter, wie auch den Behandelten und zu Rettenden darstellt. (Details dazu: Helfer sind Tabu: www.helfersindtabu.de; Stand: Nov. 2020)

Quellen / Literatur:

» *Birklbauer*, Der erweiterte Schutz des Gesundheitspersonals durch neue Strafbestimmungen, JMG 2019, 223 ff.

» *Birklbauer*, Strafverschärfung bei tätlichen Angriffen auf das Gesundheits- und Rettungspersonal, ÖZPR 2020/3

» *Birklbauer/Hilf/Konopatsch/Messner/Schwaighofer/Seiler/Tipold*, StGB – Strafgesetzbuch, Praxiskommentar (2017)

» Gewaltschutzgesetz, BGBl I 2019/105

» *Halmich*, Gewaltschutzrecht für Gesundheitsberufe (2020)

» *Höpfel/Ratz* (Hrsg.), Wiener Kommentar zum Strafgesetzbuch, 2. Auflage (Stand 1.8.2018, rdb.at)

» *Leukauf/Steininger* (Hrsg.), Kommentar zum Strafgesetzbuch, 4. Auflage (Stand 1.10.2016, rdb.at)

» *Mair*, Attacken auf Sanitäter: Wenn Retter zu Opfern werden, Tiroler Tageszeitung 13.5.2019

» *Rengier*, Strafrecht Allgemeiner Teil, 10. Auflage (2018)

» *Spilcker*, Besorgniserregender Trend – Angriffe auf Polizisten, Sanitäter, Feuerwehrleute: Gewalt wird immer schlimmer, Focus 6.1.2020

öGERN

Anzeigepflichten für Sanitäter und Notärzte: Erste Erfahrungen im Opferschutz

1. Einleitung
2. Gesetzliche Grundlagen
3. Grenzen der Anzeigepflicht
4. Praktische Umsetzung

Mag. Andrej Grieb

ist Richter am Landesgericht für Zivilrechtssachen in Wien. Zudem ist er (Lehr-) Sanitäter (NFS-NKI) und interimistischer Landesrettungskommandant des Wiener Roten Kreuzes. Er ist vielfach als Vortragender tätig, u.a. auch zur juristischen und sanitätsdienstlichen Themen im Rettungsdienst.

Mail: andrej.grieb@w.roteskreuz.at
Web: www.roteskreuz.at/wien

öGERN

1. Einleitung

Mit dem Gewaltschutzgesetz 2019 erfolgten zahlreiche Anpassungen einerseits im Strafrecht mit Verschärfungen bei Sexual- und Gewaltverbrechen, aber auch im Sinne einer angestrebten Verbesserung des Opferschutzes durch eine Erweiterung von Anzeigepflichten. Davon betroffen sind neben dem Ärztegesetz und dem Sanitätergesetz das gesamte Spektrum der Gesundheitsberufe bis einschließlich der Psychotherapie (Art. 11 / Art. 22, BGBl. 105/2019).

Wie sich aus den Gesetzesmaterialien ergibt (970/A XXVI. GP), soll mit diesen Änderungen vor allem aber auch eine Verbesserung des Opferschutzes und der Gewaltprävention insbesondere durch die Möglichkeit der Wegweisung und eines Betretungs- und Annäherungsverbotes verbunden sein. Daneben wurde ab 1.1.2020 mit § 91a StGB ein neuer Straftatbestand zum Schutz von Gesundheitspersonal und Angehörigen von Feuerwehren eingeführt, wonach bereits ein tätlicher Angriff strafbar ist; es also noch gar nicht zu einem körperlichen Kontakt oder gar zu einer Verletzung gekommen sein muss. Außerdem ist auch der Verletzungstatbestand nach § 83 Abs. 3 StGB in diesem Sinn erweitert worden (*Burkowski* in ÖGERN, S. 96 ff.). Siehe dazu auch den Beitrag von *Karin Bruckmüller* in diesem Tagungsband.

Im Folgenden soll zum einen inhaltlich auf die Änderungen im Ärztegesetz und dem Sanitätergesetz eingegangen werden, weil es sich um die beiden Berufs- und Tätigkeitsgruppen handelt, die in der Notfallmedizin primär betroffen sind, und zum anderen auf die Frage erster Erfahrungen in der praktischen Umsetzung.

2. Gesetzliche Grundlagen

Die Änderungen im Ärztegesetz erfolgten durch eine Neufassung des § 54, wobei die Überschrift nun „Verschwiegenheit-, Anzeige- und Meldepflicht" lautet. Sie sind nach den Regeln über die Verschwiegenheitspflicht von Ärzten sowie deren Hilfspersonen in Abs. 1 eingefügt und sehen eine Reihe von Ausnahmen in den Abs. 2 und 3 vor, wie dies im Wesentlichen schon bisher der Fall war.

Neu formuliert wurde im Abs. 4 die nunmehrige Anzeigepflicht, im Abs. 5 die Ausnahmen davon und im Abs. 6 die Möglichkeit, dass eine Anzeige dann unterbleiben kann, wenn unter bestimmten Voraussetzungen eine Mitteilung an die Kinder- und Jugendhilfeträger und gegebenenfalls eine Einbeziehung einer Kinderschutzeinrichtung einer Krankenanstalt erfolgt.

Sinngemäß gleichlautend erfolgt der Aufbau dieser Anzeigepflicht in § 5a SanG:

§ 5a. (1) Sanitäter sind zur Anzeige an
die Kriminalpolizei oder
die Staatsanwaltschaft verpflichtet, wenn sich
in Ausübung der beruflichen Tätigkeit
der begründete Verdacht ergibt, dass
durch eine gerichtlich strafbare Handlung
1. der Tod,
eine schwere Körperverletzung oder
eine Vergewaltigung herbeigeführt wurde oder
2. Kinder oder Jugendliche
misshandelt,
gequält,
vernachlässigt oder
sexuell missbraucht werden oder worden sind oder
3. nicht handlungs- oder entscheidungsfähige oder wegen Gebrechlichkeit,
Krankheit oder einer geistigen Behinderung wehrlose Volljährige misshandelt,
gequält, vernachlässigt oder sexuell missbraucht werden oder worden sind.

Für die praktische Umsetzung in den Einsatzorganisationen stellt sich daher die Frage, welche inhaltlichen Vorgaben und Anleitungen den Teams
in den Einsatz mitgegeben werden sollten und welche Hilfestellungen auch
im Wege der Erstellung von Formularen dabei möglich waren. Dazu muss
zunächst das Gesetz mit seinen Begriffen näher betrachtet werden.

2.1. Kriminalpolizei

Eine erste Analyse des Wortlauts ergab zunächst, dass neben der fehlenden
Praktikabilität einer Anzeige direkt an die Staatsanwaltschaft die Frage auf-
geworfen wurde, wie am besten dem Erfordernis einer Verständigung der
Kriminalpolizei nachgekommen werden kann. Diese Situation wird bereits
dadurch entschärft, dass es nicht erforderlich ist, gesondert Kriminalbeamte
zu kontaktieren, sondern dass die „normale" Polizei, sobald sie beim Verdacht einer strafbaren Handlung einschreitet, funktionell als Kriminalpolizei
tätig wird und daher auch im Sinne der Strafrechtspflege agiert. Sobald
daher am Einsatzort bereits die Polizei interveniert, erübrigt sich die Frage
nach einer Anzeigepflicht.

2.2. Anzeigeform

Ein weiterer Aspekt der praktischen Umsetzung betrifft den Umstand, dass eine Anzeigeform im Gesetz nicht vorgegeben ist, doch greift hier jedenfalls die in den Gesetzen über die einzelnen Gesundheitsberufe normierte Dokumentationspflicht, wonach Notärzte (§ 51 ÄrzteG) und Sanitäter (§ 5 SanG) zweifelsohne verpflichtet sind, den Umstand einer Anzeige zu dokumentieren, weil sie damit ihre gesetzlichen Verpflichtungen erfüllen, auch wenn eine bestimmte Anzeigeform nicht gefordert ist.

2.3. Der „begründete" Verdacht

Die erwähnten Gesetzesmaterialien, die sich einheitlich und zusammengefasst mit den Novellen zu den Gesundheitsberufsgesetzen befassen, betonen selbst, dass erst ein „begründeter" Verdacht die Anzeigepflicht auslöst. Damit soll klargestellt werden, dass nicht jede mögliche Verletzung oder jeder Krankheitszustand einer z.b. auch älteren hilflosen Person sofort dazu führen muss, eine Anzeige zu erstatten. Dieser Zustand kann sich schlicht als schicksalhafte Entwicklung herausstellen, ohne dass deshalb jemandem ein – ebenfalls zu begründender – Vorwurf gemacht werden kann. Allgemeine, unsubstantiierte Vorwürfe reichen dagegen nicht aus (*Halmich*, 2021, S. 61).

Bereits der oben wiedergegebene Gesetzestext stellt klar, dass die Anzeigepflicht sich auf eine gerichtlich strafbare Handlung, durch die eine Person massiv geschädigt oder getötet wurde, beziehen muss.

Dieser Umstand ist deswegen zu betonen, weil weder von ärztlichem Personal noch von Sanitätern eine abschließende, juristisch fundierte Beurteilung verlangt werden darf, ob eine gerichtlich strafbare Handlung vorliegt. Vielmehr muss hier der Maßstab mit Augenmaß auf der Grundlage eines juristischen Laienwissens angelegt werden. Daraus ist wiederum abzuleiten, dass ein Verdacht wohl erst dann begründet sein wird, wenn Umstände vorliegen, die einen Verdacht auf eine Misshandlung, eine Verletzung oder eine Vernachlässigung naheliegend erscheinen lassen (z.B. Fesselspuren, mehrere, nicht beseitigte Verunreinigungen oder dergleichen).

3. Grenzen der Anzeigepflicht

3.1. Abgrenzung beruflicher Tätigkeit

Die Art. 11–22 des Gewaltschutzgesetzes 2019 beziehen sich nach Ansicht des Gesetzgebers auf Anzeige- und Meldepflichten für Angehörige von Gesundheitsberufen und sollen damit vereinheitlicht werden. In diesem Sinn hat der Gesetzgeber gleichlautende Bestimmungen vorgenommen, dabei allerdings unberücksichtigt gelassen, dass das SanG selbst bereits zu Recht zwischen dem Berufs- und dem Tätigkeitsbild differenziert, weil neben hauptberuflich tätigen Personen sowohl Zivildienstleistende oder Absolventen eines freiwilligen sozialen Jahres, vor allem aber freiwillige Mitarbeiter von Rettungsorganisation tätig sind.

Der Wortlaut des § 54 Abs. 4 ÄrzteG und des § 5a Abs. 1 SanG bezieht sich jeweils auf die „Ausübung der beruflichen Tätigkeit". Das unter anderem für die Gesundheitsagenden zuständige Bundesministerium hat in einer entsprechenden Anfragebeantwortung die Rechtsansicht vertreten, dass diese Bestimmung eng auszulegen sei und sich daher nur auf hauptberufliches Personal beziehe (BMASGK-92263/0020 IX/A/2/2019).

Dem muss aber entgegengetreten werden, kann es doch dem Normzweck dieser Anzeigepflichten – nämlich dem Schutz besonders vulnerabler Personengruppen – nicht entspricht, eine Anzeige davon abhängig zu machen, ob zufällig hauptberufliches Personal am Einsatzort einschreitet und ansonsten eine Anzeige unterbleibt. Gerade im Sinne der Zielrichtung des Schutzes von insbesondere Frauen und Kindern, wie dies in den Gesetzesmaterialien erwähnt ist, erscheint die hier vertretene Auslegung zum bestmöglichen Schutz erforderlich.

Es darf nämlich vor allem nicht unbeachtet bleiben, dass eine derartige Auslegung dazu führen würde, dass eine Anzeige einen nicht legitimierten Verstoß gegen die Verschwiegenheitspflicht bedeuten würde.

3.2. Ausnahmen von der Anzeigepflicht

Bevor die Beiziehung der Exekutive im Sinne der Kriminalpolizei erfolgt, muss als erste Ausnahme von der Anzeigepflicht daran gedacht werden, dass der volljährige und handlungs- oder entscheidungsfähige Patient dem ausdrücklich widerspricht.

In der praktischen Einsatzbewältigung steht naturgemäß im Vordergrund, ob die unmittelbare Beiziehung der Exekutive am Einsatzort im Sinne des § 54 Abs. 5 ÄrzteG oder § 5a Abs. 2 SanG erforderlich ist oder eventuell sogar zu einer weiteren Eskalation im Sinne einer Gefährdung einerseits des Patienten oder Angehörigen, aber auch des eigenen Teams führen kann.

Dabei bietet sich bei einem ohnedies erforderlichen Transport in eine Krankenanstalt an, anlässlich der Übergabe allenfalls mit dem dortigen Personal die Situation abseits von Patienten oder Angehörigen zu besprechen und auch auf eine dortige mögliche Expertise im Sinne der Erfahrung mit Spuren von z.B. Kindesmisshandlungen und dergleichen, zurückgreifen zu können. Dies hat sich bereits in der Praxis bewährt und die eine oder andere Vermutung als unberechtigten Vorwurf aufgeklärt, wie etwa typische blaue Flecken bei kleinen Kindern, die gerade Gehen lernen, im Gegensatz zu Spuren gezielter Gewalteinwirkung.

Eine weitere Alternative stellt die Möglichkeit für Sanitäter nach § 5a Abs. 2 Z. 3 SanG dar, eine entsprechende Meldung an die Einrichtung gemäß § 23 SanG, in der er tätig ist, zu erstatten. Sinngemäß gilt dies auch für Ärzte nach § 54 Abs. 5 Z. 3 ÄrzteG durch eine Meldung an ihren Dienstgeber (sofern die Tätigkeit in einem Dienstverhältnis ausgeübt wird).

Ein praktisches Problem kann sich dabei noch dadurch ergeben, dass eine solche Meldung nicht an eine externe Leitstelle zu richten ist, sondern an den eigenen Dienstgeber (z.B. den Rechtsträger der Krankenanstalt, in der das ärztliche Personal oder die Rettungsorganisation, in der das Sanitätspersonal jeweils tätig ist).

4. Praktische Umsetzung

Die Öst. Ärztekammer hat gemeinsam mit dem Bundesministerium für Inneres und der Öst. Gesellschaft für Gerichtliche Medizin (ÖGGM) einen Dokumentationsbogen herausgegeben, der sehr ausführlich und mit grafischer Unterstützung eine detaillierte Dokumentation ermöglicht . In diesem Zusammenhang ist allerdings aus rettungsdienstlichen Sicht zu bedenken, inwieweit eine derartig detaillierte Dokumentation im Falle einer Hospitalisierung nicht zu einer vermeidbaren zusätzlichen Belastung des Patienten führt, geht es doch unter anderem auch um detaillierte Fragestellungen, welche Körperregionen betroffen sind und allenfalls auch um Spurensicherungen bei Sexualdelikten etc.

Hier erscheint es erforderlich, das Personal einerseits auf den Schutz vor unnötiger, vor allem seelischer Belastung, andererseits auf die mögliche Sicherung von Beweisen durch beschreibende, nicht wertende Dokumentation hinzuweisen.

Aus einsatztaktischer Sicht muss die Überlegung dahingehen, nur die notwendige präklinische Abklärung vorzunehmen, um eine Entscheidung darüber zu treffen, ob tatsächlich ein „begründeter" Verdacht vorliegt. Dies kann einerseits anhand der Art der Verletzungen, aber auch der örtlichen und psychischen Situation inklusive Wechselwirkungen mit anwesenden oder abwesenden Personen in Verbindung mit der Aussage und dem Verhalten von Patienten geklärt werden.

Organisationsintern hat es sich gezeigt, dass bisher zwar kaum Fälle der praktischen Anwendung als problematisch aufgetreten sind, es aber erforderlich erscheint, zum einen das Personal entsprechend zu unterweisen und zum anderen im Wege eines Formulars oder einer elektronischen Applikation möglichst niederschwellig eine praktikable Hilfestellung zu geben. Im Anhang wird ein diesbezügliches Formular des Roten Kreuzes Wien abgebildet (Stand 02/2020).

Quellen / Literatur:

» *Burkowski*. Gewaltschutzgesetz 2019: Neuerungen für Gesundheitsberufe, in: ÖGERN (Hrsg.), Recht im Einsatz – Ein Update für Sanitäter und Notärzte (2020) S. 96–107

» Gewaltschutzgesetz, BGBl. 105/2019 samt Materialien

» *Halmich*, Gewaltschutzrecht für Gesundheitsberufe (2020)

» *Halmich*, Recht für Sanitäter (2021)

» ÖGERN, Anzeigepflichten für SanitäterInnen und NotärztInnen, Version II inkl. Überarbeitung per Jänner 2020 (abrufbar unter www.oegern.at)

» ÖGGM, Verletzungsdokumentationsbogen (abrufbar unter www.oeggm. com, Rubrik: Service)

» *Penzendorfer*, Gewaltschutz im Rettungsdienst – neue Anzeigepflichten für Sanitäter*innen und deren Umsetzung im Rettungsdienst, Abschlussarbeit im Rahmen der Führungskräfte-3-Ausbildung im Öst. Roten Kreuz (2020)

öGERN

FORMULAR – Meldung über den Dienstweg
Anzeigepflicht nach § 5a SanG für SanitäterInnen

Version vom 02.2020

SanitäterIn

Nachname, Vorname	Dienstnummer

Daten zum Einsatz

Datum	Einsatzort	Transportnummer

Polizei

Anwesend	Dienstnummer	Fahrzeug
Ja ☐ Nein ☐		

Ich habe einen begründeten Verdacht, dass durch eine gerichtlich strafbare Handlung

☐   der Tod, eine schwere Körperverletzung oder eine Vergewaltigung herbeigeführt wurde

oder

☐   Kinder- und Jugendliche misshandelt, gequält, vernachlässigt, sexuell missbraucht werden oder worden sind

oder

☐   nicht handlungsfähig- oder entscheidungsfähige oder wegen Gebrechlichkeit, Krankheit oder einer geistigen Behinderung wehrlose Volljährige misshandelt, gequält, vernachlässigt oder sexuell missbraucht werden oder worden sind.

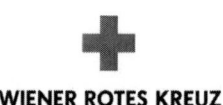

WIENER ROTES KREUZ

Mein Verdacht gründet sich auf:

> Bspw. Beschreibung der Verletzungen, des Verhaltens oder des Zustandes des Patienten bzw. der Angehörigen,
> der vorgefundenen Situation, des Verhaltens der dort anwesenden sonstigen Personen.

Beschreibung eines Umstandes, der besonders auffällig war. Informationen, die für eine Anzeige hilfreich erscheinen:

Sonstige Anmerkungen:

☐ Es herrscht keine Gefahr in Verzug und der/die PatientIn hat den ausdrücklichen Wunsch
mitgeteilt, dass er/sie einer Anzeige widerspricht.

Ich melde dies im Dienstweg an meine/n Vorgesetzte/n entsprechend § 5a Abs. 2 Z 3 SanG.

Ort, Datum   Unterschrift & DNr. SanitäterIn

------------------------   -------------------------

**Das Formular bitte nach Dienstende mit den restlichen Transportscheinen in einer roten Mappe in
die Transportscheinurne einwerfen.**

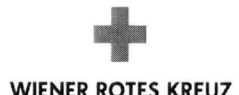

WIENER ROTES KREUZ

öGERN

Bisherige ÖGERN-Tagungsbände

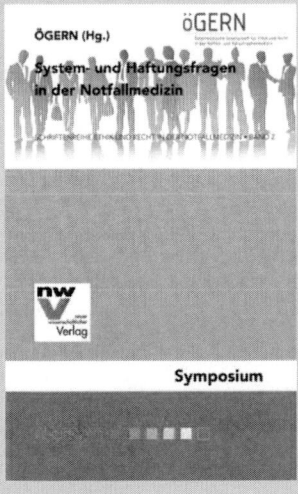

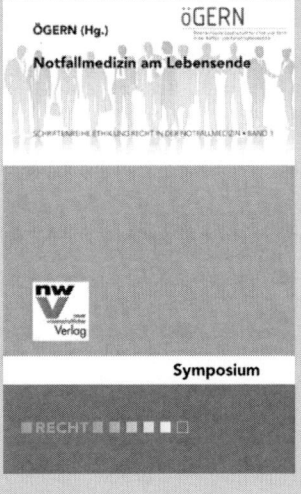

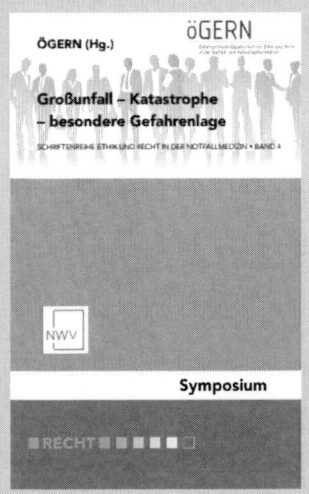

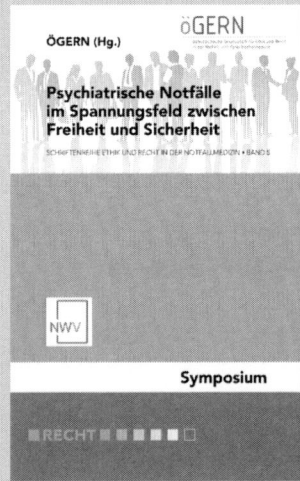

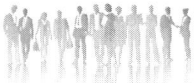
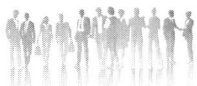

öGERN

Primärversorgung
zwischen Medizin, Pflege
und Rettungsdienst

Tagungsband Nr. 6 / 2019

öGERN

Recht im Einsatz –
Ein Update für Sanitäter
und Notärzte

Tagungsband Nr. 7 / 2020

1. Notfallmedizin: eine interdisziplinäre Herausforderung
2. System- und Haftungsfragen in der Notfallmedizin
3. Notfallmedizin am Lebensende
4. Großunfall – Katastrophe – besondere Gefahrenlage
5. Psychiatrische Notfälle im Spannungsfeld zwischen Freiheit und Sicherheit
6. Primärversorgung zwischen Medizin, Pflege und Rettungsdienst
7. Recht im Einsatz – Ein Update für Sanitäter und Notärzte
8. Rettungsdienst 2021: Konzepte, Personal und Gewaltschutz

Informationen zu den Büchern:
Web: www.oegern.at/tagungsbaende
Mail: vorstand@oegern.at